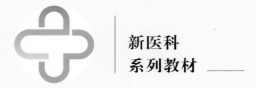

新医科
系列教材

口腔
转化医学

主　　编　黄斯佳

副 主 编　李仁强　邱自力　林　杭

　　　　　　王　倩　黄雅珍

主编助理　徐　丽

厦门大学出版社　国家一级出版社
XIAMEN UNIVERSITY PRESS　全国百佳图书出版单位

图书在版编目（CIP）数据

口腔转化医学 / 黄斯佳主编. -- 厦门：厦门大学
出版社，2023.10
　　ISBN 978-7-5615-9136-9

　Ⅰ．①口… Ⅱ．①黄… Ⅲ．①口腔科学 Ⅳ．①R78

中国版本图书馆CIP数据核字(2023)第191437号

出 版 人	郑文礼
责任编辑	黄雅君　李峰伟
封面设计	李嘉彬
技术编辑	许克华

出版发行	厦门大学出版社
社　　址	厦门市软件园二期望海路 39 号
邮政编码	361008
总　　机	0592-2181111　0592-2181406(传真)
营销中心	0592-2184458　0592-2181365
网　　址	http://www.xmupress.com
邮　　箱	xmup@xmupress.com
印　　刷	厦门市竞成印刷有限公司

开本	787 mm×1 092 mm　1/16
印张	11
插页	2
字数	256 千字
版次	2023 年 10 月第 1 版
印次	2023 年 10 月第 1 次印刷
定价	32.00 元

厦门大学出版社
微信二维码

厦门大学出版社
微博二维码

序

1934年，泉州地区医护人员极为匮乏，对护理人才的培养培训也较为稀缺。惠世医院（现福建医科大学附属第二医院）附设惠世护士学校应运而生，它便是泉州医学高等专科学校的前身，也是泉州历史上第一所中等医学专科学校。岁月如歌，初心如磐。近90载的办学历程，学校不忘"精诚惠世"初心，牢记全心全意为人民健康服务的宗旨，以人才培养为根本，以服务社会为己任，踔厉奋发，笃行不怠，为社会培养、输送了6万多名高素质技术技能型医药卫生人才。他们扎根八闽大地，为福建医疗卫生事业和人民健康做出了巨大的贡献。

脚踏实地，方能行稳致远。学校自2004年升格为大专院校以来，在国家高职教育发展的快车道中抢抓机遇，砥砺奋进，实现了一次又一次的超越：2008年，参加国家教育部高职高专院校人才水平评估，成绩名列全省前茅，获优秀等级；2009年，被确定为福建省示范性高等职业院校；2010年，被确定为国家示范性（骨干）高职院校立项建设单位；2014年，顺利通过国家验收，步入全国高等职业教育先进行列；2015年，通过高等职业院校第二轮人才培养工作评估；2020年，成为福建省示范性现代高等职业院校；2021年，获批福建省高水平职业院校和专业建设计划项目A类立项建设单位；2022年，开启应用型本科医学院校新征程。

习近平总书记指出："人民健康是民族昌盛和国家强盛的重要标志。""培养造就大批德才兼备的高素质人才，是国家和民族长远发展大计。"在大数据、云计算、人工智能等新科学技术大规模应用的背景下，医学也正向高度信息化和智能化方向发展。医学教育需要更新价值理念，以办人民满意的医学教育为目标培养新医科人才。2020年9月，国务院办公厅印发《关于加快医学教育创新发展的指导意见》，提出"把医学教育摆在关系教育和卫生健康事业优先发展的重要地位，立足基本国情，以服务需求为导向，以新医科建设为抓手，着力创新体制机制，分类培养研究型、复合型和应用型人才，全面提高人才培养质量，为推进健康中国建设、保障人民健康提供强有力的人才保障"。这一重大部署，吹响了我国新时代新医科建设的号角。

为党育人，为国育才。心怀"国之大者"，必须响应时代要求和群众需求，培养国家需要的、人民喜欢的、有温度的好医生。为了更好更快地服务"健康新福建""幸福泉州"建设，学校正举全校之力升格创建泉州健康医学院，致力于培育高素质应用型医学人才，打造人才培养新高地，全方位、全周期保障人民健康。

教材是课程建设的基石，课程建设是学科培育的关键，学科培育是人才培养的基础。编写本套新医科系列教材是学校响应时代发展需要、加强学科专业建设、培养高素质应用型医学人才的重要举措。《产时超声》站在学科发展前沿，顺应近10年来超声影像新学科的蓬勃发展，是编者根据多年的临床实践并结合国内外最新文献编写而成；融合"大健康"理念，《体育与大健康教育》对大学生健康从思想、心理、生理、传染病预防、体育锻炼、膳食营养、生活习惯、危机处理等几个方面做了全方位的阐述；立足大数据、云计算、物联网、人工智能在医疗领域的广泛应用，《新医科视域下的医学生信息素养》重构信息素养教材知识体系，以更好地满足新时代医学生专业素养的提升；《智能医学》主要介绍智能医学的基本理念、基础知识以及在医学领域的应用，既注重基础知识的讲解，又关注智能医学前沿技术发展的新趋势；《重症康复评定》全面阐述了重症康复过程中评估的重要性和技术要点，体系完整，逻辑清晰，通俗易懂，适合作为普通高等院校多个专业的新医科特色教材；《叙事医学能力培养》以叙事医学的文本细读、反思性写作和医患沟通为编写重点，理实融通，医文结合，为医学人文的落地找到着陆点；《口腔转化医学》覆盖了口腔各个学科及其他医学基础学科，研究口腔主要疾病的发病机制，并将最新研究成果转化为临床医疗新技术和新方法；《慢重症居家管理》全面阐述了常见的居家慢重症病种、特点、管理要点以及自我管理。总体来看，本套新医科系列教材囊括了目前医疗行业的各个热门领域，既具有医学研究的学理性、科学性和前瞻性，又突出了新医科人才培养的基础性、人文性和适用性，真正做到落实"大健康"、聚焦"胜任力"、服务"全周期"。

潜心问道,精益求精。在学校党委的大力支持和高度重视下,学校成立了新医科系列教材编审委员会,加强领导,统一部署,各学院、各部门通力合作,众多专家教师和相关单位的工作人员全身心地投入这项工作,尤其是每部教材的编写人员,他们在日常繁忙的教学和工作之余,投入了大量的时间和精力,刻苦钻研,潜心问道,在孜孜不倦中不断自我突破,力求打造精品,不负育人使命。我们期待本套教材的发行能为学校的人才培养、内涵建设以及高质量发展夯实基础;能成为学校申办本科院校、提升办学层次的强大助推器;能助推学校成为医学教育领域的典范,为国家新医科的发展贡献自己的力量。

泉州医学高等专科学校新医科系列教材编审委员会
主任委员:李伯群　吕国荣
副主任委员:王翠玲
2023 年 9 月 6 日

前　言

　　本书是一本全新的口腔医学教科书。从 21 世纪初转化医学的概念被提出到现在，20 多年间，医学的各个分支学科都在努力发展着本学科的转化医学。口腔医学作为医学的一个重要分支学科，其转化医学的发展也备受广大口腔科研工作者及口腔临床医生的关注。本教材在新医科教材蓬勃发展的大环境下问世，全书以转化医学这个新兴的研究领域为中心，以打破基础研究与临床应用之间的壁垒为目标，为读者详细阐述了口腔基础研究与临床应用之间相辅相成的关系。

　　目前，在我国各层次的口腔医学教学中，学生通过各分支学科专家编写的该学科教科书学习相关专业知识。各专业课的教科书之间没有联系，并且对该学科基础研究的介绍较少，基础研究与临床应用之间关系的介绍更是凤毛麟角，也可以说，这是口腔医学教育的一个空白，所以，当下急需一本适合专科生与本科生的关于口腔基础研究与临床应用的教科书。另外，在现代口腔医学诊疗过程中，基础研究与临床应用是密不可分的，基础研究的一部分研究目的就是服务临床，临床应用也往往是基础研究的立题来源，这就更要求我们不能在专业课教学过程中简单地将它们分离开来。为了填补上述空白，《口腔转化医学》应运而生。本教材的目的是为学生建立一座基础研究与临床应用的桥梁，加强他们在毕业后参与临床工作时的科研观念；同时，也为部分继续提升学历，有机会接触基础研究的学生建立了基础研究要与临床应用紧密结合的观念。

　　本教材详细介绍了转化医学的概念及口腔转化医学的发展，并介绍了口腔各分支学科目前在转化医学领域取得的最新成果，对各个层次的口腔医学生都是一本很好的启蒙书。本教材不仅涵盖了诸如"口腔修复学""口腔正畸学""口腔颌面外科学"等传统意义上口腔医学的重要分支学科，更创新性地介绍了"口腔实训教学"课程的发展变化，这是以前的教科书所未曾见到的。《口腔转化医学》作为一本处在学科前沿的教材，可为读者省去很多查阅相关文献的时间，对即将接触基础研究的研究生来说不失为一本良好的引导性读物。

　　本书不仅能服务于在校的口腔医学生，也可作为一本通俗易懂且有一定理论水平的科普读物。医学的不断进步需要科研人员与广大临床工作者的不断付出，而身处临床一线的口腔医生的继续教育是至关重要的，本书还可作为临床医生的继续教育读本，为临床医生在临床实践中提供帮助。

黄斯佳

2022 年 12 月

目录

第一章　转化医学绪论 ·· 黄斯佳 1
　第一节　转化医学的产生背景 ·································· 1
　第二节　转化医学的发展 ···································· 3
　第三节　口腔转化医学的发展 ·································· 6

第二章　数字化口腔修复技术 ···························· 黄斯佳 9
　第一节　口腔颌面的三维数据采集技术 ···················· 10
　第二节　修复体数字化设计及制作技术 ···················· 16
　第三节　口腔数字化加工材料 ································ 19
　第四节　数字化口内扫描技术在口腔修复学临床和教学中的应用 ······· 25

第三章　口腔种植转化医学 ···························· 黄斯佳 29
　第一节　口腔种植在转化医学领域的发展 ···················· 29
　第二节　种植材料学 ······································ 37
　第三节　种植体系统的构成与结构设计 ···················· 61

第四章　口腔材料的发展和转化 ························ 李仁强 89
　第一节　传统口腔材料的发展情况 ·························· 89
　第二节　新型纳米复合树脂的发展 ·························· 92
　第三节　3D 打印材料 ······································ 97

第五章　数字化正畸技术在口腔正畸学中的应用现状 ······· 林 杭 106
　第一节　数字化技术在正畸术前诊断中的应用 ················ 106
　第二节　数字化技术在口腔正畸治疗中的应用 ················ 118

第六章　3D 打印技术在口腔颌面部重建中的运用 ·········· 王　倩 122

　　第一节　CAD 与 3D 打印技术在口腔颌面外科中的应用概况 ·········· 122

　　第二节　颌面外科中 3D 打印技术的使用分类 ·········· 128

　　第三节　3D 打印技术在特定颌面外科手术中的应用 ·········· 131

第七章　牙髓再生治疗术 ·········· 邱自力 138

　　第一节　牙髓再生治疗的发展 ·········· 138

　　第二节　牙髓再生治疗相关临床机制的研究 ·········· 140

　　第三节　牙髓再生治疗的临床研究与实践 ·········· 144

　　第四节　牙髓再生治疗的疗效和疗效评价 ·········· 151

第八章　数字化系统在口腔实验教学中的应用 ·········· 黄雅珍 153

　　第一节　口腔医学实验教学的发展 ·········· 153

　　第二节　3D 打印仿真实验教学模型的制作 ·········· 154

　　第三节　牙科客观化评价系统在实训教学中的使用 ·········· 158

　　第四节　虚拟仿真技术在实验教学中的应用 ·········· 160

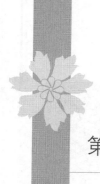

第一章│转化医学绪论

转化医学（translational medicine）或者转化研究（translational research）是将在实验室通过基础研究手段所获得的科研成果转化成能够在临床上使用于人体的新治疗手段或者新药物，并进行有效验证。

第一节　转化医学的产生背景

一、转化医学产生的技术背景

随着 20 世纪人类基因组计划（图 1-1）的开展及 21 世纪计算机与人工智能（artificial intelligence，AI）技术（图 1-2）的进步，医学技术迅猛发展。但是，医学各学科间也因高速发展而逐渐产生了技术屏障。另外，科研人员在高分辨率全基因组相关分析技术、微阵列基因芯片技术（图 1-3）以及各种组学技术等的支持下，取得了海量的基础科研资料，并需要将其转化成满足病患需求的成果，转化医学应运而生。

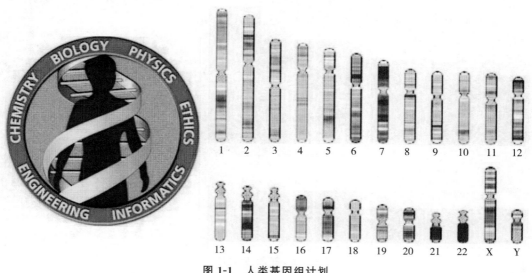

图 1-1　人类基因组计划

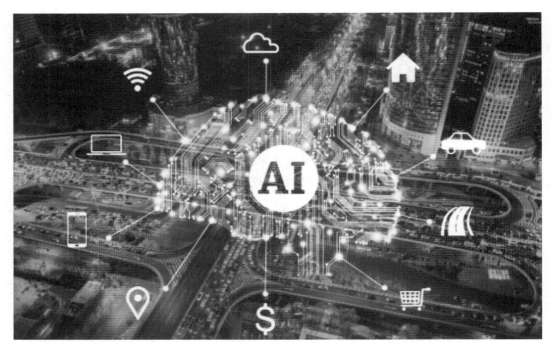

图 1-2　人工智能

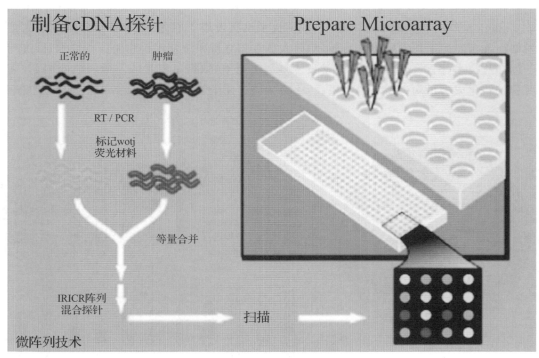

图 1-3　基因芯片技术

二、转化医学产生的学科背景

基础医学研究通过临床科研手段对重要疾病进行分析,满足人们了解、诊断和治疗疾病的需求,促进民众身体健康,推动医学不断发展。科研的最终归宿就是将所研究的成果运用于实践,如何将医学基础的研究成果,如新的诊断、预防及治疗方法等快速运用于临床,对研究人员是一个重大挑战。在此背景下,将基础医学研究和临床治疗连接起来的新思维方式——转化医学,诞生了。转化医学将医学、工学、理学等多个学科交叉融会,从诞生之初就是前沿学科。如何将基础研究成果快速转化,加快新材料、新药物、新技术的临床运用是转化医学的首要任务。除了成果推广,转化医学还是人才培养、技术交流、社会服务的重要途径。

第二节 转化医学的发展

一、国外转化医学的发展

2003年,美国国立卫生研究院(National Institutes of Health,NIH)在《科学》(*Science*)期刊上发表了《美国国立卫生研究院医学路线图》(Medicine:The NIH Roadmap)的论文,文中首次提出将科研成果运用于公共卫生领域的观点。该观点引起了广大研究者的兴趣。接下来的几年,有几百篇与转化医学有关的文章在知名杂志上发表,同时期有4部转化医学专刊出版,转化医学的热潮由此掀起。在这股热潮下,各国也相继加大了在转化医学方面的投入。美国国立卫生研究院于2006年启动了临床与转化科学基金(Clinical and Translational Science Award,CTSA)计划,该计划目前已有24个研究中心参与,并已取得了较多成果(图1-4)。

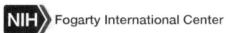

图 1-4　NIH 网站

二、国内转化医学的发展

2009 年,随着瑞金医院、华西医院转化医学国家重大科技基础设施的启用,我国的转化医学开始起步。经过国家和各省、市科研工作者十几年的努力,国内先后成立了 12 个转化医学研究中心(图 1-5)。我国的转化医学经历了量变的过程,接下去的几年将最终迎来质的改变。

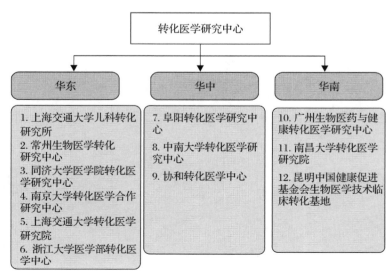

图 1-5　全国转化医学研究中心

三、转化医学概念的更新

由于各国发展速度及模式不同,因此转化医学概念的发展也存在差异。原先,转化医学最广为接受的概念是企业对企业(business-to-business,B2B)模式,即将最新的基础医学研究成果迅速转化为新的治疗技术并应用于临床。随着科研人员对转化医学的深入研究,从事公共卫生领域的研究人员进一步扩大了转化医学的领域。转化医学在这个领域的定义更新为更有效地让患者使用到成熟的治疗手段和药物。B2B既是转化医学的起点,也是终点,成为了一个闭环。成为闭环的转化医学在B2B的模式下可分为T1和T2两个阶段,如图1-6所示。

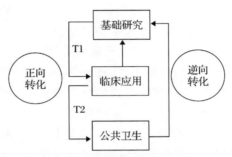

图1-6 转化医学的闭环过程

T1阶段:在实验室对疾病的发病机制进行基础研究,转化其研究成果,形成该疾病新的诊疗及预防方法并迅速运用于临床。T2阶段:将T1阶段中产生的临床成果推广到公共卫生领域,转化成普惠广大患者的常规临床及保健技术,用于制订更健全的健康规划。T1阶段与T2阶段的实施均突出了转化医学的理念,但其研究目的、研究过程、从事人员都不尽相同。T1阶段的参与者是有扎实基础医学理论知识(分子生物学及基因学)以及有丰富实验室工作经历的科研人员,同时需要有配备先进实验设备的实验室。相对于T1阶段的高精尖,T2阶段的实施场所则是社区卫生系统,参与者是广大的基层医护人员,工作内容主要是将T1的成果转化成广大病患可以接受的保健手段,提高社区人员的健康水平。

如上所述,B2B是转化医学的起点,也是终点,是一个闭环的过程,疾病的研究本就是一个不断循环的过程。人类认知新疾病的第一步都源自临床观察及实践。为了治疗疾病,维护人体健康,人类通过基础研究探索疾病的病因,并将所得到的新成果运用于疾病;再重新归纳总结疾病临床治疗过程中的成果和经验,提出新的假设、新的思路,进入新一轮的研究,如此形成闭环。目前,正向转化比较容易,但由于逆向转化医学的参与者是广大基层医疗机构的全科医生与实验室的科研工作者,大部分全科医生的科研能力比较欠缺,而科研工作者对基层医疗现状又不熟悉,因此逆向转化医学发展较慢。

第三节 口腔转化医学的发展

一、新医科口腔医学教育的发展

中国的口腔医学教育机构虽然数量不多,但教学质量一直较高。在第四轮学科评估中,口腔医学是医学门类的九大一级学科之一。北京大学医学部、四川大学华西医学院、空军军医大学 3 所高校的口腔医学专业更是获评 A＋一级学科。2017 年,教育部等三部门联合发布《教育部 财政部 国家发展改革委关于公布世界一流大学和一流学科建设高校及建设学科名单的通知》,口腔医学专业也进入了"世界一流学科"建设名单。迎接新机遇,针对新技术,面对人才培养的新要求,口腔医学教育必须在新世纪高等教育领域中稳步发展,持续创新,不断突破,在医学教育领域起到带头示范作用。口腔医学一直是医学中不可或缺的一部分,口腔疾病不仅是局部健康问题,也与全身性疾病有着十分密切的关系。多数全身性疾病在口腔都有局部表现,个体遗传与环境因素也影响着口腔健康。在 21 世纪,创新驱动口腔医学临床与教育发展的"三驾马车"正是精准医学、转化医学和智能医学。

二、口腔转化医学的发展背景

转化医学是将基础医学研究在实验室取得的成果高效地转化为新理论和新技术,并迅速在临床中推广应用。通过临床治疗效果与药物疗效的评估分析,相关结果可为科研人员提供对疾病更多、更新的研究思路,进而完善实验设计,逆向促进基础研究。转化医学是沟通基础研究与临床实践的重要桥梁,实现了实验室与临床的正、反无限循环。在口腔疾病谱中,如颌面部良恶性肿瘤、牙周病变、口腔黏膜病等大多数疾病是致病因素较多、病因不明确、病变过程复杂的疾病。简单、笼统地采用同一种方法对这类疾病进行诊疗并不合理,必须结合患者的遗传背景,采用分子生物学等基础科研手段对疾病特征进行分析,进而实现对该疾病的早发现、早诊断、早预防,并根据疾病的生物学特征使用靶向药物,以达到现代医学个性化治疗的目标。个体化治疗可以实现疾病治疗及用药的最优化,同时,治疗后疾病的各项生物学指标及效果还可以为该疾病的基础研究提供新思路、新方向,实现了转化医学的双向转化。

口腔转化医学采用基因组学、蛋白质组学、代谢组学等多项分子生物学技术,从细胞及分子水平对主要口腔疾病的发病机制进行研究,并将最新基础研究成果转化为临床医疗新技术和新方法,进而形成具有口腔医学特色的转化医学研究体系,提高口腔临床治疗总体水平。在针对口腔颌面部肿瘤的研究中,肿瘤表面标记物对用药评估、疾病治疗及预后的疗效评价都具有重要的意义,这也是目前口腔转化医学研究的重点。目前,口腔内科的再生治疗及口腔修复仿生修复的临床需求推动了新生物材料的研发,而口腔预防保健方面的需求同样反向促进着转化医学研究。当然,口腔转化医学需要在口腔各学科,甚至其他医学学科间建立有效的交叉研究模式,还需建立一个可让各种创新科研思路得以充分验证的研究平台。口腔转化医学 T1 转化的成果最终需要通过市场化运作使广大患者受益;再通过 T2 转化,推动成果的日常应用,从而达到提高民众口腔健康水平的目的。

作为医学的一个重要门类,转化医学研究对口腔医学的发展具有深远的影响。口腔转化医学最早的雏形是 1989 年成立于华西口腔医学院卫生部生物医学工程重点实验室的口腔产学研中心。经过科研人员的多年努力,该中心先后研究出了具有中国自主知识产权的种植骨材料、种植体和新种植技术。2007 年,华西口腔医学院成立了口腔疾病研究国家重点实验室,并成立了口腔转化医学研究室。该研究室的工作重心是口腔医学特色的新材料、新药物、新设备、新技术与临床应用的对接研究。科研工作者经过十几年的不懈努力,孵化出了一系列的转化成果,成功解决了困扰临床医生的一部分诊疗难题,并减轻了患者的就诊负担,为口腔医学诊疗技术的提高做出了一定的贡献。2013 年,经教育部批复,四川大学华西口腔医学院成立了国内首个口腔转化医学教育部工程研究中心,该中心的技术团队由教授、临床专家、基础科研人员、研究生构成,科研的主要方向是牙组织再生技术研究、干细胞口腔临床应用研究、牙颌面数字化修复技术研究、口腔生物材料工程技术研究等方面。通过组织工程、分子生物学和材料学技术促进牙釉质、牙本质、牙骨质的自我修复;通过细胞分子生物学及干细胞技术,诱导干细胞定向分化成有活力的牙髓及牙周组织,实现软组织再生。随着基因技术在口腔医学领域的推广应用,我国口腔疾病的研究从细胞层面推进到了分子层面,口腔疾病病因学、诊断学及治疗技术的研究取得了突破性进展。

作为世界上人口最多的国家,人口数量的优势让我国拥有海量的的口腔疾病样本资源,但是,由于医院的口腔医生和实验室科研人员分属于各自的单位及科室,相互间缺乏沟通,因此,临床上收集到的疾病资料不能第一时间传递给科研人员。另外,自身科研能力的欠缺也影响着医生的科研选题,基础研究与临床诊疗之间的转化无法真正实现。所以,应该对临床医生进行科研方面的培训,提高其科研意识,使其能够立足于临床实践提出科研问题,进而凝练课题;应该鼓励医生与科研人员进行沟通,相互补充,共同完成课题;基础研究者也应具有相应学科的临床理论素养,科研选题必须以临床诉求为出发点。双方通过紧密的交流合作,将实验室中通过各种科研手段获得的研究成果转化为具可行性的临床诊治技术,再通过大量临床试验数据对研究成果进一步论证。

三、口腔转化医学人才的培养

转化医学的发展也影响着口腔医学人才的培养模式。秉承着基础研究改进临床实践、临床实践推动基础研究的理念,对于口腔医师、口腔护士、口腔技术等专业人才,不仅要进行专业临床技术的培养,还必须提升科研素质。在转化医学高速发展的背景下,当今我国口腔人才的培养目标是面向各级医疗机构输送具有一定科研能力,同时具备熟练临床技能的复合型口腔医学人才;对现有在岗口腔临床医生进行科研能力的继续教育培训,提高口腔医师的科研素质,培养其在临床实践中的科研思维能力。

参考文献

[1]李刚,周学东.新医科战略中口腔医学教育发展的思考[J].四川大学学报(医学版),2021,52(1):70-75.

[2]王畅,王蒲生.欧洲转化医学平台对中国医学转化中心建设的启示[J].科技管理研究,2022,42(4):60-65.

[3]刘丹丹,刘思佳,惠亚茹.基于科教融合理念下转化医学研究生培养模式的构建与实践[J].卫生职业教育,2022,40(8):1-3.

[4]张志愿.口腔医学与转化科学[C]//中华口腔医学会.中华口腔医学会第14次全国口腔医学学术会议论文集,2012.

[5]郑黎薇,王琪,周学东.口腔转化医学[J].华西口腔医学杂志,2011,29(3):334-337.

(黄斯佳)

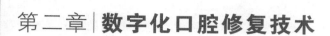

第二章 | 数字化口腔修复技术

数字化口腔修复技术是使用计算机技术将解剖病理学、高等数学、材料学、图像学、口腔修复学与信息化技术、自动化制造、人工智能融合的一门新兴技术。经过科研人员及口腔修复医师的不懈努力，数字化口腔修复技术不断更新迭代，真正实现了口腔修复过程的"快速""精准""智能"，是目前国内外口腔医疗技术研究的热点，也是口腔转化医学领域的前沿。

计算机辅助设计与制作（computer-aided design and manufacturing，CAD/CAM）的首台样机于 1983 年问世，发明人是法国口腔医生 Francois Duret。该样机的出现标志着口腔数字化时代的开启。紧接着，世界上第一个椅旁经济型美学全瓷修复（chairside economical restoration of esthetic ceramics，CEREC）系统于 1985 年由 Werner Mormann 研发成功（图 2-1）。这套系统可用于所有单个牙位的固定义齿修复。随着计算机软件及制造加工技术的进步，CAD/CAM 已经可以用于局部固定义齿及种植基台的设计加工。有关机构统计，目前投入市场使用的 CAD/CAM 系统超过 30 多种，已有超 3 万台 CAD/CAM 设备在全球各地的口腔医院及诊所中被投入使用。每年制作的修复体数量超千万。

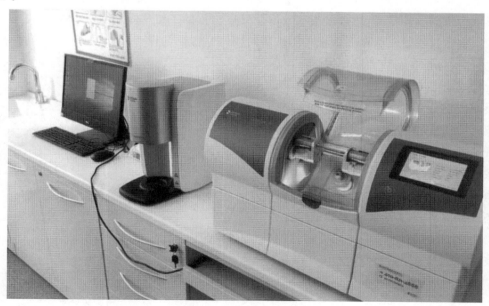

图 2-1　CEREC 瓷睿刻系统

数字化口腔修复技术由口腔修复体的三维数据采集、数字化设计加工及材料几个领域构成。该技术需要科研人员在实验室进行加工材料、图像采集技术、数字化加工工艺的研发,然后将研发成果运用于临床上各类口腔修复体的加工;临床医生和技师对加工的修复体进行评估,再向科研人员逆向提出改进技术的意见,促进该技术的不断完善。整个过程体现了口腔转化医学的闭环模式。

第一节　口腔颌面的三维数据采集技术

口腔颌面的三维数据采集技术(oral-maxillofacial 3D data collection technology)是指使用扫描设备采集口腔颌面部软硬组织三维形态数据的技术。根据数据采集的方式及使用范围可进行以下分类。

一、按数据采集方式分类

根据扫描设备与被扫描物体的接触方式,口腔颌面的三维数据采集技术可分为非接触式与接触式扫描技术。

(一)非接触式扫描技术

非接触式扫描:扫描设备发射一定波段的声波、光线及电磁波,在被扫描物体表面反射形成对应的物理信号,通过采集这些信号形成物体的三维坐标信息。非接触式扫描是目前大多数口腔修复临床数据采集所采用的技术。常见的设备有激光扫描仪、光电扫描仪、立体摄像设备及口腔锥形束。

1. 光扫描技术

光波在物体表面的反射点可形成图像,此时,激光器、物体及图像处理器构成一个三角形,运用三角测量原理,图像处理器计算出被测物体的三维空间坐标。根据光源是激光器发射的激光还是计算机通过光栅产生的结构光,分为激光扫描技术(图 2-2)与结构光扫描技术(图 2-3)。

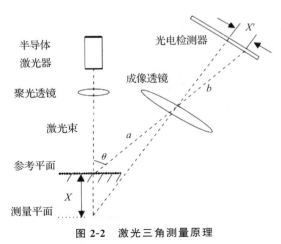

图 2-2　激光三角测量原理

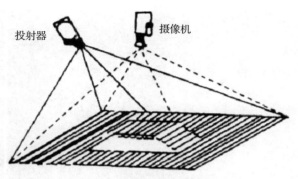

图 2-3　结构光三角测量原理

2. 立体摄像技术

根据双目视觉原理(图 2-4),使用照相机或摄像机等摄像设备对口腔模型从多角度进行拍摄,计算机整合拍摄到的二维图像构建出三维立体模型。

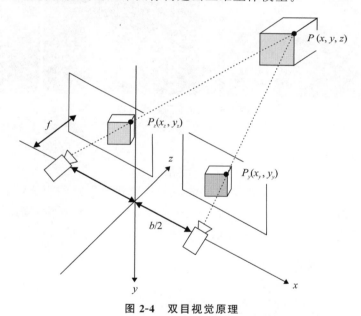

图 2-4　双目视觉原理

3. 锥形束 CT

锥形束 CT(cone beam CT,CBCT),顾名思义是锥形束投照计算机重组断层影像设备,其原理是 X 线发生器以较低的射线量(通常球管电流在 10 mA 左右)围绕投照体做环形数字式投照(data record,DR),然后将围绕投照体多次(180~360 次,依产品不同而异)数字投照后"交集"中所获得的数据在计算机中"重组后进而获得三维图像"(图 2-5)。CBCT 获取数据的投照原理和传统扇形扫描 CT 是完全不同的,而后期计算机重组的算法原理有类似之处。

11

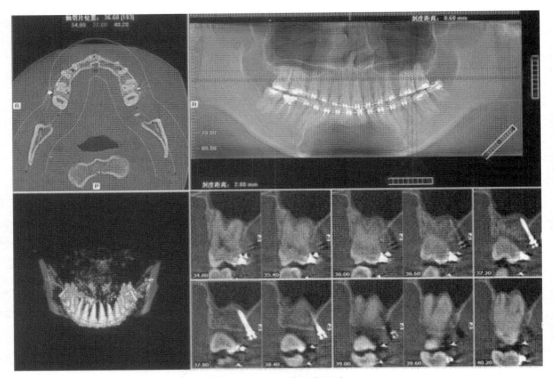

图 2-5　CBCT 的三维重建

(二)接触式扫描技术

接触式扫描技术,顾名思义就是通过设备上的球状或针状的探头(图 2-6)逐点接触探测口腔模型表面,将模型表面的凹凸变化坐标值记录下来,计算机根据所获得的坐标值构建出该模型的三维图像。该技术目前应用较少。

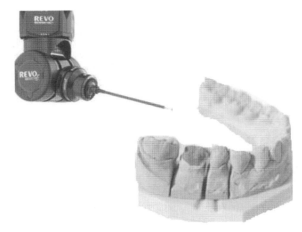

图 2-6　接触式扫描技术

二、按临床应用范围分类

根据扫描部位的不同,口腔颌面的三维数据采集技术可分为口内扫描技术及颌面部扫描技术。

(一)口内扫描技术

随着机械制造技术与数字成像技术的进步,原先大而笨重的扫描探头实现了小型化、轻量化及图像高清化。目前,大多数医师使用探头直接在口内对患者的软硬组织表面形态进行扫描,借此发展出了口内扫描技术。在牙体预备结束后,临床医师就能使用数字化口腔扫描仪(图 2-7)第一时间检查基牙形态,高分辨率的三维扫描图像可用来评估基牙聚合度、肩台形态、边缘位置、就位道等。根据图像分析的结果,医师立即进行调磨,再重新扫描。与此同时,口内扫描技术省去了使用传统印模材取模并灌注石膏模型的步骤,不仅避免了传统印模制取引起的不适感,还节省了时间与材料,并且更加环保。印模材料和石膏在凝固过程中由于受温度、湿度、手法操作等多种因素的影响,收缩与膨胀是不可避免的,因此,最终成型的石膏模型在尺寸上均有不同程度的误差,影响着最终修复体的精确度。口内扫描技术不使用材料,不存在上述问题,且后期制作的修复体密合程度更高。

各种口腔固定修复体的基牙数据都可通过口内扫描获得。此外,单冠、嵌体、贴面只要条件合适,通过口内扫描并配合椅旁 CAD/CAM 系统可在一次就诊时间内就完成最终修复体的制作,减少了患者的就诊次数。对于牙齿缺失较多的患者,CAD/CAM 系统同样可以在一次就诊的时间内完成暂时修复体的设计和制作;戴入患者口内适用一段时间后,再将扫描采集的数据传送给技师,技师参照数据设计并加工出最终修复体。

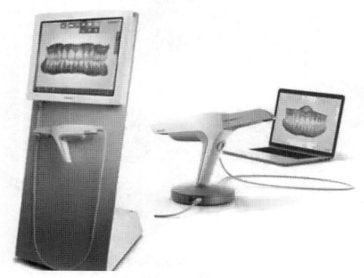

图 2-7　数字化口腔扫描仪

(二)颌面部扫描技术

颌面部软组织表面形态三维图像的采集技术就是颌面部扫描技术。通过对颌面部的立体摄像,采集到带有真实的皮肤纹理信息的高分辨率三维图像;再将此数据与牙颌扫描数据整合,通过分析图像,设计颌面部赝复体,预测全口义齿修复后面下1/3形貌,制定正颌外科手术计划,评估正畸治疗疗效等。

三、口腔及颌面部三维扫描数据

(一)口腔的三维表面数据

口腔的三维表面数据是指使用牙颌模型扫描仪(图2-8)扫描口腔软硬组织获取的三维数据。CAD/CAM以此数据为基础,对口腔修复体进行设计和加工。根据不同的采集方式,表面数据可分为3种:口腔印模三维数据、石膏模型三维数据和牙颌三维数据。

(1)口腔印模三维数据:首先,使用传统印模材料给患者印模;其次,扫描所取得的牙列印模,获得三维数据。

(2)石膏模型三维数据:首先,给患者印模,灌注石膏模型;其次,将石膏模型放置于扫描设备的底座上,扫描基牙、邻牙和对𬌗牙;最后,合并多次扫描图像进行三维重建,获得三维数据。

(3)牙颌三维数据:用扫描设备在患者口腔内部进行扫描,获得口腔内部软硬组织的三维数据。这是目前临床上使用最多的方式。

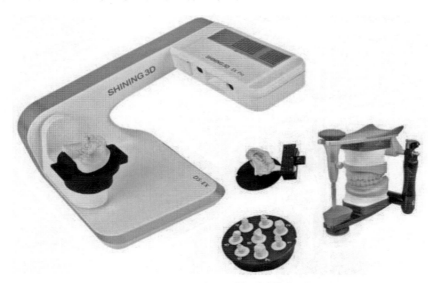

图2-8　三维牙颌模型扫描仪

（二）颌面部的三维数据

随着 CBCT 及面部扫描仪（图 2-9）在各医院、门诊及诊所的普及应用，通过扫描设备采集口腔颌面部软硬组织表面和内部的信息，经计算机重新构建，可形成口腔颌面部的三维数据。计算机可将三维数据通过图形重建转化成具有真实感的三维图形，称为三维数据的可视化。

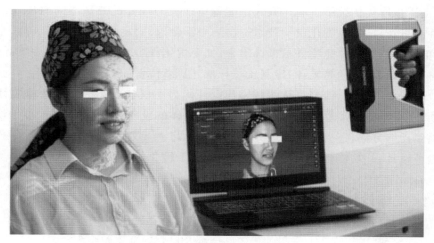

图 2-9　手持面部 3D 扫描仪

（三）下颌运动轨迹数据

人类通过颞下颌关节的运动实现咀嚼和发音，颞下颌关节运动是两侧的下颌髁状突在颞下颌关节窝中进行转动和移动，使下牙列及下颌骨沿着特定的轨迹运动。以往的下颌运动轨迹是在𬌗架研究中获得的。随着扫描技术的进步，通过无线传感技术采集下颌运动过程中的声、光、电信号，可得到下颌运动轨迹数据，有助于口腔修复过程中功能性咬合面的设计（图 2-10）。

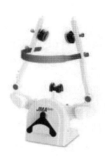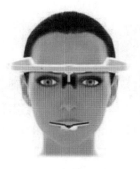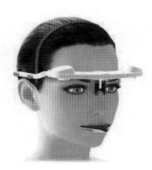

图 2-10　下颌运动分析仪

第二节 修复体数字化设计及制作技术

计算机辅助设计(computer-aided design,CAD)技术的问世实现了修复体的数字化设计,并正逐步取代传统手工制作方式。随着更强大的计算机处理器的出现及三维图形处理软件的更新,口腔数字化设计技术不再局限于全冠、固定桥、可摘局部义齿、全口义齿的范围,更多的口腔个性化物件被设计出来,如个性化种植基台、微创种植手术导板、口腔颌面外科手术导板、颜面赝复体、定制正畸托槽、隐形矫治器等。

相较于传统手工设计,修复体的数字化设计优势不仅体现在针对每个修复体的外形加工方面,还将个体下颌骨运动特征加入口腔修复体的设计过程,可最大限度地恢复口腔功能。除了功能方面,还可通过图像处理技术还原患者牙列颌面的颜色数据,实现修复体个性化颜色设计,从功能、形态及色彩实现真正的个性化定制。

一、修复体设计过程

(1)数据处理阶段:临床上采集的口腔颜面部及口腔内部软硬组织数据来自不同的扫描装置,CAD软件可将不同来源的数据进行整合重构,建构出完整、精确的口腔数字模型。

(2)设计阶段:技师在计算机上使用CAD软件在口腔数字模型上设计修复体。

(3)数据输出阶段:将设计完成的修复体数据传输至计算机辅助制作(computer-aided manufacturing,CAM)加工机器。

二、修复体数字化制作过程

口腔修复体的制作是数字化制造技术应用最多的领域。采用CAM技术可加工出嵌体、全冠、种植导板等多种修复体。数字化制造相对于传统制造加工有污染小、精确度高、耗材少等优点。目前主流的数字化制造技术包括切削成型技术[即计算机数字化控制(computerized numerical control,CNC)]技术与快速成型(rapid prototyping,RP)技术。

(一)切削成型技术

根据数字化设计的图形,使用数控加工机床将口腔固体材料切削成符合设计要求的修复体。目前,修复体的切削使用的是多轴数控机床,根据修复体的种类选择合适的机床。多轴机床的"轴"代表的是数控机床加工的自由度与灵活性,轴数越多,精度越高。五轴机床(图2-11)已基本能满足各种修复体的加工。

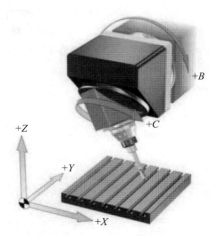

图 2-11　五轴联动数控机床

　　常见的口腔修复体制作材料,如各种金属、陶瓷及复合树脂材料,数控机床均可加工。不同患者的修复体及同一患者不同牙位的修复体形态都是不一样的,数字化加工切削技术正好符合修复体这种个性化的需求。但是,切削技术仍有耗材多、成本高的缺点,将多个修复体集中在同一块圆饼形材料(图 2-12)上加工能最大限度地减少耗材,但对于长度较长、形态复杂的修复体,该方法不适用,加工效率有待提高。

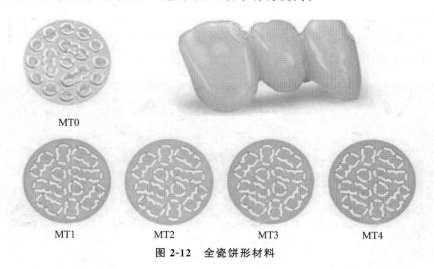

图 2-12　全瓷饼形材料

(二)快速成型技术

　　1988 年,世界上首台快速成型机由美国麻省理工学院研制成功。该机器在问世之初就迅速应用于医学领域,是转化医学领域的一个重要成果。进入 21 世纪,快速成型技术开始应用于口腔领域,首先用于各种金属修复体的加工,随着口腔材料学的进步,已有多种材料,如树脂、蜡材,可用于快速成型技术。

相对于切削技术的"从大到小",快速成型技术则"从小到大"(图 2-13)。通过"分层叠加,逐层堆积"的方式将材料堆砌成符合设计要求的修复体。该技术的原理就是将三维形态的模型片切成一定数量的二维片层,加工机器在计算机控制下将二维片层按顺序堆砌,完成口腔修复体成型。

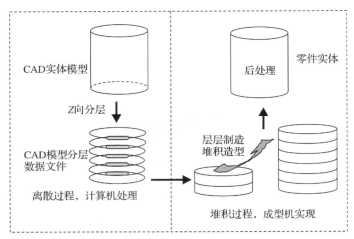

图 2-13 快速成型技术原理

口腔领域的快速成型技术主要有选择性激光熔融(selective laser melting,SLM)技术、立体光固化成型(stereo lithography appearance,SLA)技术及 3D 打印技术(图 2-14)。其中,3D 打印技术由于可加工的材料最多,因此应用范围最广。可加工的材料包括金属粉末料、光固化树脂、石膏粉末等。

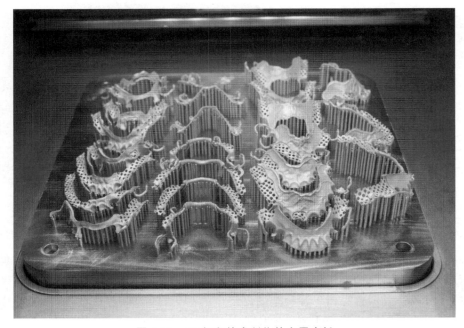

图 2-14 3D 打印技术制作的金属支托

第三节　口腔数字化加工材料

口腔数字化加工材料是口腔修复转化医学的重要成果,实验室研制出来的加工材料通过切削或者快速成型技术制造出临床所需的各种义齿。根据临床的使用需要及对现有材料的改进意见,又可对材料的研制提出新的设想,形成科研项目,实现转化医学的双向转化。

在材料学科研人员及临床医生的不断努力下,已经出现多种口腔修复材料转化医学的成果,包括金属材料、陶瓷材料、复合树脂材料等。

一、口腔金属材料

金属材料是最早运用于口腔修复的材料之一。常用的金属材料包括镍铬合金、钴铬合金、金合金、钛合金等。

(一)镍铬合金

镍铬合金俗称不锈钢,制作方法是用喷镀、沉积、高温扩散等方法在钢或铁的表面形成抗腐蚀合金层。镍铬合金是一种高强度、抗腐蚀的合金,常用于切削工具。镍铬合金中铬元素的含量超过20%时,合金相对稳定,耐腐蚀性较高。镍铬合金对人体的不良影响主要由其中的镍引起。若镍金属含量过高,则合金极易受到腐蚀,镍离子不断析出,人体吸收后将出现牙龈变黑等问题。

(二)钴铬合金

钴铬合金最早用于制作人工关节,具有杰出的生物相容性,已广泛应用于口腔领域。由于其不含对人体有害的镍元素与铍元素,安全可靠且价格合理,因此,钴铬合金烤瓷牙已成为非贵金属烤瓷牙的首选,适合大多数牙齿的修复,尤其适合后牙固定桥等固定修复。

(三)金合金

以金为主要组分与其他元素组成的贵金属材料。为了适应各种工业应用,进一步改善纯金的性能,如提高强度和耐磨性、改变电学性能等,往往在金中添加其他元素构成金合金。口腔用金合金主要元素为金、钯、铂等。金合金的突出优点是无毒无刺激、极少引起过敏以及所制作的修复体精度很高。另外,金合金的橙黄底色与人体牙及牙龈组织色调接近,没有灰黑色边缘的问题,显得更加美观自然(图2-15)。

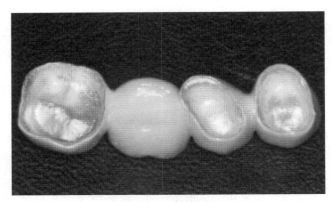

图 2-15　金合金烤瓷牙

(四)钛合金

钛合金指的是用钛与其他金属制成的合金金属。钛是 20 世纪 50 年代发展起来的一种重要的结构金属。钛合金强度高,耐蚀性好,耐热性好,主要优点是生物相容性优于非贵金属,对镍离子敏感的人比较合适。而且钛合金烤瓷牙比较耐用,可避免牙龈出血和黑色牙龈现象的发生,并且强度高、耐磨损、耐腐蚀等,适合绝大部分牙齿的修复。

早期的金属修复体通过铸造技术制造,再打磨修整成型。目前,数字化加工金属主要采用切削加工技术,相较于传统铸造加工技术,具有精度高、耗时短的优点。口腔种植的推广应用,使得对纯钛的加工需求日益增多。使用切削技术加工纯钛会遇到散热及氧化的问题,而将纯钛粉末加工成纯钛修复体的快速成型技术可解决上述两个问题。快速成型技术具有效率高、精度高、耗材少及材料理化性能好的优点。

金属的不同加工方式适用于不同修复体。切削技术精度更高,但效率较低;快速成型技术(图 2-16)精度略低,但效率更高。

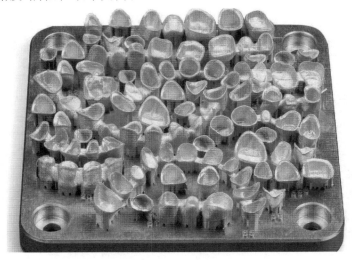

图 2-16　3D 打印加工金属材料

二、口腔陶瓷材料

基于陶瓷材料的物理特性,目前,临床上均采用切削技术对其进行加工。陶瓷加工根据工艺流程可分为一次烧结陶瓷和两次烧结陶瓷。目前,数字化加工主要用于两次烧结陶瓷,陶瓷坯体通过初次烧结形成还未达到最高硬度的雏形,然后通过数字化切削加工成型(图 2-17),最后返炉烧结,达到最终硬度。

牙科陶瓷材料按照成分可分为三大类:玻璃基陶瓷、树脂基陶瓷和多晶陶瓷。

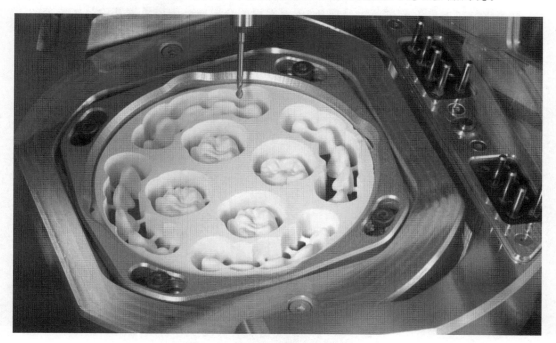

图 2-17　全瓷饼形材料的切削加工

(一)玻璃基陶瓷

玻璃基陶瓷是含有玻璃相的一类陶瓷材料,陶瓷中含有大量二氧化硅玻璃基质,可以通过氢氟酸酸蚀和表面硅烷偶联剂处理以增大其粘结强度,通常具有良好的粘结性能。对于临床应用中嵌体、高嵌体、瓷贴面等需要提高粘结固位性能的修复体类型,使用玻璃基陶瓷制作具有较高的可靠性。玻璃基陶瓷主要可分为 3 个亚类:长石质瓷、合成玻璃陶瓷和玻璃渗透陶瓷。

1. 长石质瓷

长石质瓷是最早用于口腔的陶瓷材料,是一种非晶玻璃,通常含有大量长石、石英、高岭土等。其光学性能接近牙体组织,美观性能较好,在临床中用于嵌体、高嵌体、贴面及全冠修复;但其机械性能较差,抗折强度较低,为 60～70 MPa,较易折裂,使用范围较受限。

2. 合成玻璃陶瓷

合成玻璃陶瓷通常也称为玻璃陶瓷,是通过可控的结晶作用人工形成的晶体。这种材料的玻璃基质中添加了更多晶体相成分,可以减少陶瓷中裂纹的产生或扩展,既有良好的美观性能,其机械性能也得到了极大的改善。从微观结构上看,玻璃陶瓷中的晶体相成分均匀分散于透明的玻璃相基质中。玻璃相成分具有玻璃的共同特征,如透明性、脆性、非方向性的断裂模式等。晶体相成分可以促进光的散射和阻碍光线穿透,使得材料的颜色更接近于半透明的牙体硬组织(釉质和牙本质),并且改善了材料的强度、烧结时的稳定性等。合成玻璃陶瓷的机械性能稍差,主要用于嵌体、高嵌体、贴面、前牙区域单冠修复等,且要求材料厚度不能过薄。目前,临床上常用的合成玻璃陶瓷根据其中晶体成分的不同主要有以下几类:白榴石增强型玻璃陶瓷、二硅酸锂增强型玻璃陶瓷、氧化锆增强型硅酸锂玻璃陶瓷以及氟磷灰石玻璃陶瓷。

3. 玻璃渗透陶瓷

玻璃渗透陶瓷是一类陶瓷与玻璃基质交联渗透的陶瓷材料,其光学性能和强度受到化学组成的影响。加入氧化铝和氧化镁的玻璃渗透陶瓷强度可达 400 MPa,具有极高的半透明性,可用于前牙区域的单冠修复。而氧化铝含量增加到 80% 的玻璃渗透陶瓷,不但具有良好的半透明性,而且强度可达到 500 MPa,可用于前牙和后牙区域的单冠修复,还可用于前牙区域的三单位固定桥修复。而加入了氧化锆成分的玻璃渗透陶瓷,其弯曲强度可高达 600 MPa,可用于后牙区域单冠修复和各类三单位固定桥修复。但是,该类材料加工制造工艺复杂,因此逐渐被二硅酸锂增强型玻璃陶瓷和氧化锆陶瓷取代。

(二)树脂基陶瓷

树脂基陶瓷也称为"类陶瓷"材料,是树脂基质和无机陶瓷材料的混合体,兼具树脂和陶瓷的优点。由于成分特殊,因此树脂基陶瓷具备近似复合树脂的特性,弹性模量为 12～28 GPa,抗弯曲强度约为 200 MPa,接近牙本质,克服了传统玻璃基陶瓷脆性大、易折裂等缺点,作为修复体可以承受并吸收更高的压应力而不发生永久形变或破坏。另外,树脂基陶瓷又具有陶瓷材料的良好美学与机械性能,相较于复合树脂,树脂基陶瓷的耐磨性及颜色稳定性得到了显著提升,用作后牙冠内修复体时具有更好的耐磨性。

目前,树脂基陶瓷主要可以分为两大类:一类是陶瓷网络结构中渗透加入树脂基质,通常称为有机物渗透陶瓷;另一类是在高度交联的树脂基质中加入改良强化的纳米陶瓷颗粒,通常称为树脂纳米陶瓷(图 2-18)。

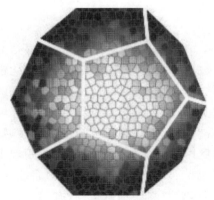 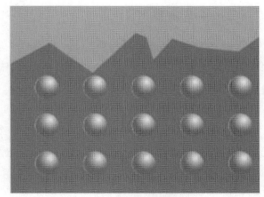

（a）有机物渗透陶瓷　　　　　　　　　（b）树脂纳米陶瓷

图 2-18　树脂基陶瓷结构示意图

1. 有机物渗透陶瓷

有机物渗透陶瓷基于玻璃渗透陶瓷技术开发而来，最初由德国维他（VITA）公司在21 世纪 90 年代发布。目前，该类型材料具有代表性的是 VITA 公司生产的 VITA Enamic。这种陶瓷材料的主体由陶瓷网络和树脂网络两种结构交错形成，其中以结构良好的长石质陶瓷网络为主，质量分数约为 86%，并含有氧化铝陶瓷成分；有机物网络结构质量分数约为 14%，有机物成分以氧基甲酸乙酯和甲基丙烯酸酯聚合物为主。

有机物渗透陶瓷弯曲强度为 150～160 MPa，显著高于单独的多孔陶瓷（小于 30 MPa）和有机树脂（135 MPa），这可能是因为有机树脂网络结构对陶瓷网络结构起到了机械增强的作用。这种有机物渗透陶瓷材料的弹性模量、硬度和抗折强度均介于牙本质和牙釉质之间。同时，相较于目前常见的其他树脂基陶瓷，VITA Enamic 无机陶瓷含量最高（体积分数为 73.1%），因此它是维氏硬度最高的树脂基陶瓷，其硬度可达 189.8。而且，这种陶瓷材料的耐磨耗性能也与牙釉质近似。由于机械性能良好，因此有机物渗透陶瓷可以切削加工成很薄的修复体，有研究推荐将其作为酸蚀症牙齿的微创修复材料。

2. 树脂纳米陶瓷

树脂纳米陶瓷材料的代表产品是 3M ESPE 公司生产的 Lava Ultimate，即优韧瓷。这种陶瓷材料中含有两种分散的、非聚合的纳米陶瓷颗粒，分别是直径约为 20 nm 的纳米二氧化硅颗粒和直径为 4～11 nm 的纳米氧化锆颗粒，这些纳米陶瓷颗粒进一步合成大小为 0.6～10.0 μm 的纳米簇微粒。纳米级的陶瓷颗粒尺寸使得树脂基质中可以包含更大比例的陶瓷成分，无机陶瓷质量分数约为 80%。这些纳米陶瓷颗粒和纳米簇微粒经过硅烷偶联剂处理，在无机陶瓷和有机树脂基质之间形成了紧密的化学键结合。这种材料经过数小时特定的高温加工过程制作而成，因此切削加工后无须再进行烧结。树脂纳米陶瓷独特的成分和加工工艺使得该类型材料相较于传统的复合树脂材料具有许多优良性能。成分中的纳米簇微粒使其具有更高的弯曲强度、抗折强度和耐磨性，而纳米陶瓷颗粒则使其半透明性得到了显著提升；成分中的有机树脂基质则使其同时具有一些复合树脂的优良性能，克服了传统陶瓷材料脆性大、易折裂的缺点。

（三）多晶陶瓷

多晶陶瓷是由晶体直接烧结而成的致密陶瓷材料，拥有极高的强度和刚度。根据晶体成分，多晶陶瓷可分为氧化铝陶瓷、氧化锆陶瓷以及氮化硅陶瓷，其中，高韧性的氧化锆陶瓷在牙科领域的应用最广。

1. 氧化锆陶瓷

氧化锆陶瓷最早于 21 世纪 90 年代初被作为制作种植体的材料引入口腔医学领域。氧化锆具有生物相容性和成骨活性，同时不会引起口腔内组织发生过敏反应，不会引起正常味觉的改变。在力学性能方面，氧化锆陶瓷具有较高的强度、硬度、耐磨性、耐腐蚀性、与钢相近的弹性模量、与铁相近的热膨胀系数，在众多陶瓷材料中拥有最高的断裂韧性。然而，氧化锆陶瓷也存在一些不足，如其透明性较低，导致美学效果不佳；在口腔的潮湿环境中老化会加速，导致其表面粗糙度提高并引发裂纹，长期使用性能会下降。

2. 氧化铝陶瓷

氧化铝于 20 世纪 70 年代首次引入齿科领域。但是，最初的氧化铝具有较高的孔隙率，断裂率高达 13%。随着技术的发展，后面出现了第二代经过改进的氧化铝陶瓷，其特征是具有更高的密度以及更小的晶粒，断裂率降低到小于 5%。如今，第三代氧化铝陶瓷已经问世，它具有更高纯度、更高密度以及更精细的微观结构。

氧化铝强度不及氧化锆，但具有比氧化锆更好的通透性，美学效果更佳，在齿科领域中可用于制造牙髓桩、正畸托槽、植入物、牙冠牙桥、基台等产品。不过，目前氧化铝在临床上已逐渐被氧化锆取代。

3. 氮化硅陶瓷

氮化硅陶瓷与其他牙科陶瓷相比具有更好的生物相容性与化学稳定性，以及较高的强度和断裂韧性，同时，密度比氧化铝、氧化锆等更小。此外，氮化硅陶瓷具有比其他生物材料更好的骨整合性能，对于有孔腔的氮化硅陶瓷，骨细胞能够向其孔内生长。目前，氮化硅陶瓷已经成功应用于骨科修复手术。近年来，研究人员探索将其用于牙科种植体、桩核冠，已取得了可喜的进展，展现出氮化硅陶瓷在牙科修复材料领域良好的应用前景。

随着口腔修复技术和修复材料的不断进步与发展，牙体缺损的修复方式有了更多选择。陶瓷及类陶瓷材料在牙科修复领域不仅能够恢复患牙原有形态与功能，还可获得更佳的美学效果，极大地满足了患者对修复体的美学需求。但是，陶瓷材料易碎且坚硬，有时难以加工。因此，人们一直在研究材料的晶体结构，并改良材料构成及加工工艺以提高牙科陶瓷产品的力学强度、贴合度，使其适应牙科的使用需求。另外，研发兼具良好的抗折强度、韧性、美观性能和长期稳定性的陶瓷或类陶瓷材料是口腔材料学的一个发展方向。

三、口腔复合树脂材料

口腔复合树脂是由有机树脂和无机填料组成的混合物（图 2-19），临床上用于暂时冠、无金属修复体及传统修复体制作。树脂材料可用切削技术或者快速成型技术加工。相较于充填复合树脂,数字化加工用的复合树脂具有聚合度高的优点。

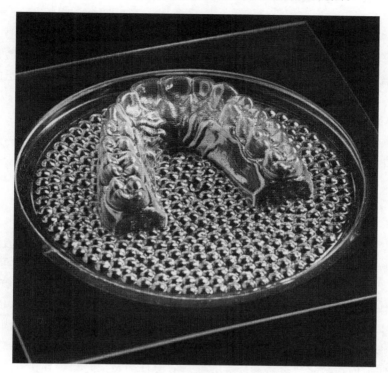

图 2-19　3D 打印用复合树脂材料

第四节　数字化口内扫描技术在口腔修复学临床和教学中的应用

数字化技术在口腔修复中的应用已有几十年的历史。在经历了 21 世纪前 20 年的迅猛发展后,数字化技术已经涉及口腔医学的各个分支学科。口腔修复数字化技术主要应用于固定修复、口腔种植和活动义齿的修复前设计及后期修复体加工。数字化技术在固定及种植义齿修复领域中的应用推广较早,技术愈发成熟。近几年,活动义齿的数字化应用也逐渐引起关注。随着数字化技术在口腔临床修复中的普及,数字化口腔修复课程也受到了广大口腔医师的追捧。现阶段,各色各样的培训课程大都存在一些不足。本节将详细阐述数字化修复技术在口腔修复学的临床和教学中的应用现状,期望对急需数字化技术方面知识的口腔医师及口腔医学生有所帮助。

一、数字化口内扫描技术在口腔修复专业教学中的发展

当前世界主流的口腔修复本科生课程仍将传统的印模技术及义齿加工技术作为课程重点传授给学生。鉴于目前数字化技术的发展情况,数字化技术的应用已经作为新知识点纳入日常教学中,随着技术的发展,该部分内容占比将明显增多。21世纪的口腔医学生出生于数字化的时代,他们从出生时就开始接触数字化的事物。大数据研究表明,数字化工具,如智能手机、数码相机、社交媒体平台等已经成为年轻一代日常生活中不可或缺的部分。年龄上的优势使得在校学生在数字化技术接受方面具有较高悟性,数字化技术将在他们未来的职业生涯中发挥重要作用。

二、数字化口腔修复教学的受欢迎度

为了有效地提高教学质量,各个高校近几年已经着手增购数字化模拟教学工具及开设数字化课程作为传统教学模式的重要补充,以满足临床技术与理论教学协同发展的要求。以数字化口腔扫描为例,由于省去了传统工作流程中的印模和石膏灌制环节,减少了人工取模操作及模型材料的相关误差,数字化印模可以得到更准确的结果,因此,相较于传统印模技术,当代的口腔临床医生和口腔医学生更倾向于使用口腔内扫描仪。口腔医学生对口腔修复的数字化教学的接受度较高的原因是他们更愿意在学校学习新技术,年龄上的优势使他们在数字化设备和软件方面具有较低的技术障碍。在设计口腔修复课程时,如果能充分考虑学生的偏好和感知,可以大大提升学生的学习体验。

在国内,除了高校有开展数字化口腔修复技术相关课程,口腔医学会与数字化设备的生产厂家每年也会提供相关课程,以满足临床医生的培训要求。关于数字化口内扫描和三维模型分析技术在口腔临床教学中的应用,研究证实数字化口内扫描和三维模型分析技术对学生数字化思维及三维模型分析阅读能力有很大的帮助,可提升口腔临床教学实践的应用效果,参加该研究的学生均赞成口腔数字化技术在临床教学中的开展。数字化技术因其可重复性良好,有利于提升临床实践技能,国内已有多所高校利用数字化口内扫描技术评估系统评价口腔医学生牙体预备后基牙体的外形。上述数字化评价系统将更加直观地反映学生的学习成果,同时有助于教师对学生的不足进行辅导,数字化评价系统受到了广大学生的欢迎。

三、数字化口腔修复技术的教学时间要求

首先,数字化扫描的机器毕竟还需要人工操作,只要是需要人工操作的流程,就存在个体误差,这就要求操作者要有扎实的理论基础及足够时长的操作训练。通过一定强度的培训积攒丰富的经验,操作者进行数字印模及制作的精度可显著提高,扫描时间可显著缩短。有学者对数字化印模临床能力所需的培训和经验量进行了相关研究,该研究对口

腔医学生进行重复训练,并评估其扫描设计时间和扫描质量的变化,探索口腔修复数字化操作技术的学习规律。研究证实,参与者在首尾两次的扫描时间和扫描质量上存在明显差异,经过 5 次以上的训练后,上述两项指标能达到个人最佳表现的 80％。该研究还证实,在校口腔医学生由于缺乏临床经验,因此在视频演示和讲解中,数字化印模所需的教学时间明显多于传统印模。由于大多数口腔医学院存在教学时间或设备限制,在口腔修复实训课中关于数字化技术的课时占比较少,因此,目前应调整并适当增加口腔修复实训课中数字化部分的课时,使在校生的数字化口腔教学质量得到提高。

四、数字化口腔修复技术的课程定位

数字化口腔修复技术课程不仅面向广大口腔医生及口腔医学生,口腔义齿加工制作企业的员工也是其受众。学员在参加 CAD/CAM 系统培训后,将熟练掌握 CAD/CAM 的基本理论知识,并在此基础上具备一定的口腔数字化修复技能,成为能够在数字化口腔医学技术领域从事义齿 CAD/CAM 的专业人才。义齿企业中的 CAD/CAM 生产人员,口腔数字化技术培训师,口腔数字化设备及材料销售、维修、测试及技术支持人员均可通过专业课程的学习,熟练掌握 CAD/CAM 发展历史及发展趋势;辨别数字化印模制取的直接/间接方式;列举、运用行业主流 CAD 及 CAM 软件;正确设置 CAD/CAM 设备的常规参数;总结口腔常见修复体的 CAD/CAM 规范制作流程及要求等。

五、展望

高等教育改革的关键是课程,课程开发的突破需要学校和企业的共同努力。目前,我国高校口腔医学技术专业的数字化口腔修复的课程开发与设置仍处于探索起步阶段。随着数字化修复技术的不断发展及临床应用的普及,紧跟时代将其增加到在口腔修复教学中是非常有必要的。将来,国际和国内口腔修复数字化修复技术课程将成为该课程的重点部分,与该课程有关的课时数将不断增加,教学资料将不断丰富。对口腔医学生而言,数字化修复技术将是他们专业课学习中不可或缺的部分。

参考文献

[1]孙宏亮 . 基于人工智能技术的口腔医学应用与研究进展[J]. 黑龙江科学,2022,13(14):81-83.

[2]于皓,王贻宁 . 计算机辅助设计与计算机辅助制作技术在口腔修复中的应用[J]. 国际口腔医学杂志,2008,35(3):344-346.

[3]吕培军,孙玉春 . 口腔修复计算机辅助设计/制作的过去、现在和将来[J]. 北京大学学报(医学版),2010,42(1):14-19.

[4]冯莉,王洁,李雅娟 . 计算机辅助设计和制作系统在口腔修复学中应用的现状与展望[J]. 现代

口腔医学志,2007,21(4):430-431.

[5]吴哲,丁烨.数字化技术在口腔修复中的应用[J].中华口腔医学研究杂志(电子版),2019,13(4):200-203.

[6]黄清川,黄翠,蔡新杰.数字化口内扫描技术在口腔修复学临床和教学中的应用[J].口腔颌面修复学杂志,2022,23(5):366-373.

[7]何勇,李月.高职院校CAD/CAM数字化口腔修复技术课程的开发与实践[J].深圳职业技术学院学报,2016,15(5):74-79.

（黄斯佳）

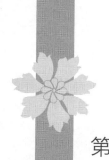

第三章 | 口腔种植转化医学

口腔种植学是以人体解剖生理学为基础,运用外科手术的方式将种植体植入颌面部骨组织中,通过种植体连接的人工牙恢复牙颌面部器官形态及功能,实现对口腔颌面部疾病的预防及治疗。口腔种植学从诞生之初就是口腔医学的重要组成部分,该学科是在口腔医学与生物力学、生物材料学等多学科相结合后诞生的,尽管是一门刚出现不久的学科,但近年来发展迅速,在转化医学领域也有着举足轻重的位置。作为口腔医学的分支学科,口腔种植的发展一直离不开口腔转化医学,正是科研人员和临床医生秉承了转化医学的发展理念,充分发挥转化医学的作用,相关材料及技术才不断进步,口腔种植才有今天的成就。本章节将详细阐述口腔种植的发展、种植材料学、种植体系统的发展等跟转化医学领域有关的内容。

第一节　口腔种植在转化医学领域的发展

口腔种植医学是在人类口腔医学实践过程中逐步发展起来的一门新兴学科。几个世纪以来,临床修复医生不断探索着各种牙体缺失的修复方式,逐渐摸索出了通过在颌面部骨组织内植入人工材料来恢复牙体缺失的新修复方式。新的修复方式对植入的人工材料有新的要求,不断给生物材料学的科研人员提出研发要求,实验室中研发的新型材料也源源不断地应用于临床,这样就形成了口腔种植转化医学的循环。一般来说,可将口腔种植转化医学研究分为三个阶段。

一、起始阶段

从远古时期开始,牙齿就是原始人身体结构中的重要部分,牙齿不仅可用于咀嚼食物,还可在战斗中当作武器使用。一副数量完整并且强健有力的牙齿对远古部落的人们来说是何等重要。相关文献证实,口腔种植技术可追溯到公元前几世纪,在南美洲、非洲等多地出土的木乃伊颌骨上发现了金属连接人牙及兽骨种植的修复体(图 3-1)。我国最早出现种植牙记载的著作是宋代学者楼钥编著的《玫瑰集》,但书中并未说明将宝石作为种植材料是为了美观还是恢复功能。除了金属、宝石、兽牙,人们还曾试图将其他同种或异种材料植入颌骨来替代缺失的牙齿,这些材料包括雕刻成牙齿形状的骨头、贝壳、珍珠等。这些尝试的最终目的是弥补牙齿缺失后的美观缺陷,对咀嚼功能的恢复没有价值。这段时期,人们对种植牙的研究多数为异体或者异种牙移植,并非真正的种植牙,受制于当时科技水平及转化医学的发展程度,且人类对种植牙的研究摸索也缺乏理论指导,因此种植牙的发展相当缓慢。

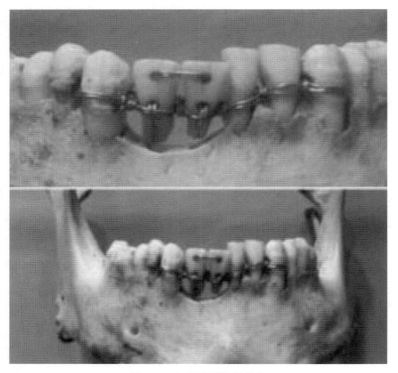

图 3-1　古代牙列缺损修复

二、发展阶段

18 世纪 60 年代开始的工业革命开启了机器生产代替手工劳动的时代,制造业随着蒸汽机的出现迅猛发展。到了 19 世纪,随着制造业的发展,对耐腐蚀、高强度金属材料的需求与日俱增,钴铬合金、钛等金属的商业化生产相继规模化,口腔种植材料的发展也借此驶入了快车道。在此期间,科研技术人员相继冶炼出多种合金材料作为种植体制作材料。以下是常见的几种材料。

(一)铂铱合金

铂铱合金是铂基含铱的二元合金,高温下为连续固溶体,缓冷至 700~975 ℃时发生固相分解,但相平衡过程进行得很慢。铱易挥发和氧化,能显著地提高铂(图 3-2)的耐腐蚀性。铂铱合金具有高硬度、高熔点、高耐蚀能力、低接触电阻等特点,化学腐蚀速度为纯铂的 58%，氧化失重 2.8 mg/g，是经典的电接触材料，用于制造航空发动机点火接点，高灵敏度继电器和微电机的电接点，飞机、导弹、陀螺仪等精密传感器的电位器、导电环和电刷。铂铱合金同时具有高的抗变形能力和加工硬化率，加工性能随铱含量增高而变差。合金晶内偏析和树枝晶发达，须经高温热加工后才能冷加工成材。1913 年，Greenfiel 首先对铱-铂种植体的使用进行了报道。

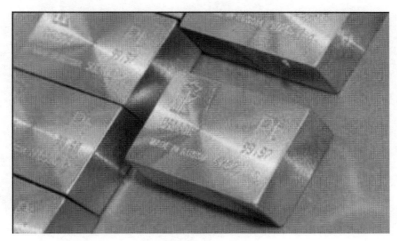

图 3-2　铂金属

(二)钴铬钼合金

钴铬钼合金是钴基合金的一种，也是通常所说的司太立(stellite)合金的一种，是一种耐磨损和耐腐蚀的钴基合金(图 3-3)。最初的钴基合金是钴铬二元合金，之后发展成钴-铬-钨三元组成，再后来才发展出钴铬钼合金。钴铬钼合金以钴作为主要成分，含有相当数量的铬、钼和少量的镍、碳等元素，偶尔含有铁。合金可以制成焊丝，粉末可用于硬面堆焊、热喷涂、喷焊等工艺，也可以制成铸锻件和粉末冶金件。钴铬钼合金是具有潜力的锻造钴基合金之一，在海水(含氯化物离子)中有高度抗蚀性。冷加工可以增加该合金的强度，但冷加工有相当大的难度，特别是大部件的制造，如髋关节柄，只有热锻较为适用。锻造的钴铬钼合金耐磨耗性质和铸造的钴铬钼合金相似，同时具有耐疲劳性好和抗拉强度高的优点，因此，它适合应用在要求寿命长且不易发生骨折或应力疲劳处，如人工髋关节。对于需要将植入物深深埋入股骨骨髓导管中这一类困难且昂贵的手术，锻造的钴铬钼合金耐疲劳性的这个优点是非常重要的。钴基合金的弹性模数并不会随着最大拉伸强度的改变而改变，其值在 220～234 GPa，高于其他材料，如不锈钢。1939 年就有关于钴铬钼种植体的报道了。

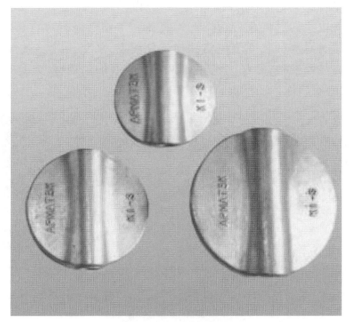

图 3-3　钴铬钼合金

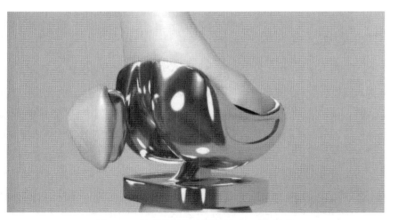

图 3-4　钴铬钼合金制作的人工膝关节

(三)钛合金

钛是 20 世纪 50 年代开始发展运用起来的一种重要的结构金属。钛合金(图 3-5)因具有强度高、耐蚀性好、耐热性高等特点而被广泛应用于各个领域。钛合金在某些行业开始使用后不久,世界上许多国家就认识到钛合金材料的重要性,相继对其进行研究开发与改良,所得到的成果陆续投入实际应用。第一种实际应用的钛合金是 1954 年美国研制成功的 Ti-6Al-4V 合金,由于它在耐热性、强度、塑性、韧性、成型性、可焊性、耐蚀性、生物相容性等方面均有较好的表现,成为钛合金工业中的王牌合金。该合金使用量已占全部钛合金的 75%~85%。其他大部分钛合金都可以看作 Ti-6Al-4V 合金的改型。目前的结构钛合金正向高强、高塑、高韧、高模量和高损伤容限方向发展。基于钛金属的上述特点,1966 年,Linkow 首次研制出了钛、钴铬钼合金制的叶状种植体。

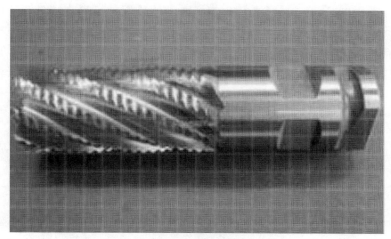

图 3-5　钛合金制作的工业部件

　　这一阶段通过科研人员和临床医生的共同努力,进行了大量的基础研究及临床实践,在临床实践中尝试了很多新材料,同时纠正了许多错误的方式,转化医学在口腔种植材料领域的作用初见成效。

三、全盛阶段

　　由于没有系统的理论支持,即使 19 世纪初到 19 世纪中叶不断有新型种植体材料投入使用,但临床实践的结果印证了种植体的成功率仍然不高。转化医学这时起到了决定性作用,临床实践结果的不理想促使科研人员转换研究方向,不再一味地追求新材料的研制,转而开始从微观的领域研究种植体与骨组织的关系。终于,瑞典的 Per-Ingvar Brånemark 教授(图 3-6)在 1952 年发现了纯钛材料的骨整合现象,并将其形成理论,后续设计出了多种类型的种植体——这是口腔医学史上最伟大的发现之一。20 世纪 60 年代,Brånemark 教授团队在进行骨髓腔内微血管血流状态这一课题的研究中,首次使用高纯度的钛金属代替以往的黄金贵金属作为新的植入材料。课题组在随后开展的动物试验中发现,动物的骨组织与纯钛植入物结合得异常牢固,形成了一个完美的整体(图 3-7)。基于此项研究结果,Brånemark 教授创立了全新的骨结合理论,即人体活的骨组织可与钛种植体之间发生牢固、持久而直接的结合(图 3-8)。该理论的确立在种植体领域掀起了革命性的变化,奠定了现代口腔种植学的基础。1982 年,在多伦多召开的牙科种植大会上,Brånemark 教授向与会者展示了世界第一例成功种植牙临床病例,获得了与会者广泛的关注和称赞。接下来的数年内,Brånemark 教授及其团队又开展了广泛的研究,发表了

200 余篇关于纯钛种植体的论文和专著,并据此确立了种植外科手术的基本流程。值得一提的是,Brånemark 教授还首次设计研制出两段式、根形螺纹状 Brånemark 种植体(图 3-9),这项创新性设计更是获得了迅速的推广和广泛的认可,成为种植体结构的新标准。正是因为 Brånemark 教授及其团队的不懈努力,口腔种植技术的骨结合理论基础才能最终确立。多年后,在这一理论基础上发展起来的口腔种植成为解决缺牙问题的革命性技术。因此,Brånemark 教授也被大家尊称为"种植牙之父"。

如果没有转化医学的作用,科研人员与临床医生就无法即时地转变研究方向,世界仍可能还在等待着钛种植体的来临,口腔种植也不会出现如今的盛世。Brånemark 教授的骨结合理论不仅适用于口腔种植,颌面外科及正畸领域也同样适用。得益于他创新的骨结合理论,全世界数以百万计的人的口腔健康水平上了一个新台阶。

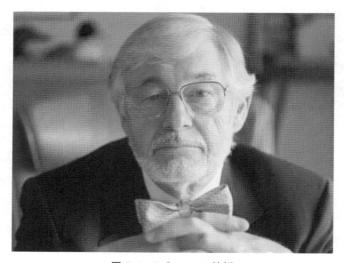

图 3-6　Brånemark 教授

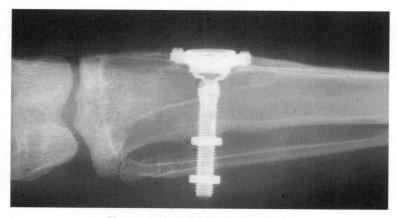

图 3-7　X 光下种植体形成的骨结合

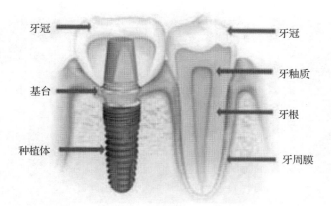

图 3-8 种植体骨结合与天然牙的牙周膜

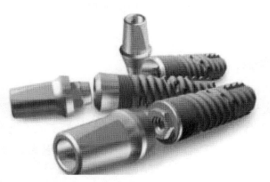

图 3-9 两段式螺纹状种植体

随后,瑞典哥德堡大学萨尔格仁斯卡医学院的口腔种植学专家 Albrecktsson 教授发现影响种植体骨结合的因素(包括种植体生物相容性、设计和表面状态、受植床状况、外植入技术、负重状态等),从而奠定了现代口腔种植的理论基础(图 3-10)。随着科技不断进步,口腔种植的理论不断丰富,学科发展进入了全盛阶段。

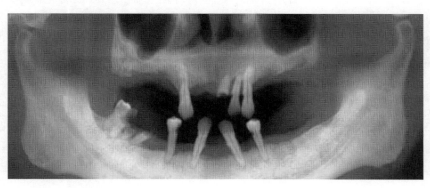

(a)

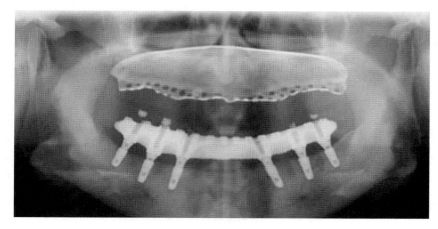

（b）

图 3-10　即刻种植即刻负载

四、口腔种植转化医学的作用

通过对临床实践中出现的问题及既往临床病例的回顾性研究,科研人员及临床医生双方协同努力,充分发挥转化医学的作用,不断将基础研究的成果转化到临床实践中去,口腔种植从上述三个阶段逐渐走向成熟。转化医学要想充分发挥作用,必须做到如下几点。

(1)口腔种植医生及从事基础研究的科研人员必须具备转化医学的思维方式,对临床实践中出现的问题,甚至有些自然现象要有敏锐的观察力,在观察到的偶然现象中发现其中的必然规律,使用转化医学的思维模式为突破口进行创新性研究。Brånemark 教授就是凭借着他敏锐的观察力偶然地发现了钛的生物相容性,运用基础研究与临床实践相结合的转化医学思维方式,经过十几年潜心研究,终于提出了被称为口腔种植"分水岭"的骨结合理论。Brånemark 教授将骨结合的基础研究转化成临床实践的转化医学理念,该理论经过大数量、长时间的临床实践验证后,形成了成熟可靠的理论体系。

(2)转化医学要依据科学理论,不违背自然规律,总结历史的经验教训。20 世纪中叶前,口腔种植临床总是超前于基础研究,虽然也有一定数量的成功病例,但是,低迷的成功率仍然不能让人满意。1973 年,美国国立卫生研究机构(图 3-11)、牙科医师学会、牙科研究委员会等对牙种植的安全性及效果提出质疑和忠告。面对质疑,几十年来,临床医生能够总结失败病例的教训,发现问题,提出假设,运用转化医学的思维进行基础研究,进而将基础研究的成果不断转化为能够指导临床实践的理论,最后证实了口腔种植的可行性、安全性。

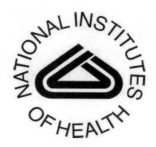

图 3-11　美国国立卫生研究机构

（3）随着人工智能及机器人技术的发展，基础研究的速度将会更快，必须充分发挥转化医学的作用，加快基础研究成果的转化，并将临床实践中新材料、新技术的实际应用情况及时反馈给基础研究。经过转化医学的良性循环，口腔种植的发展将会更加快速。

第二节　种植材料学

一、种植材料的发展

植入颌骨的种植体（图 3-12）和骨替代材料（图 3-13）是口腔种植材料的两大类。考

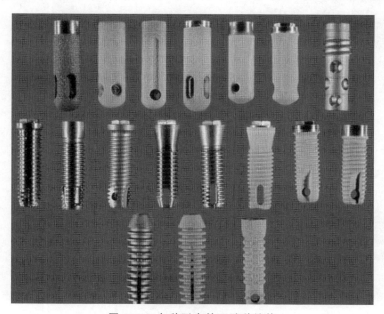

图 3-12　各种形态的口腔种植体

古发现,埃及人在5000年前就使用人工材料制成的假牙修复牙列缺失。公元1100年曾有医生使用拔下的人类牙齿进行牙移植和牙再植(图3-14),但由于当时的卫生条件较差,该种修复方式存在高感染率、高失败率的问题。目前尚未有文献记录口腔种植出现的准确时间,但在出土的文物中发现了黄金、铁、银、玉石、宝石、象牙等多种材料曾用于修复缺失牙(图3-15)。目前,最早关于种植义齿的科学报道(1809年)出自科学家Maggili,该报道介绍了在新鲜拔牙窝植入黄金种植体的操作步骤。

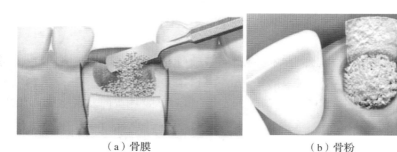

（a）骨膜 　　　　　　　　　　　（b）骨粉

图3-13　骨替代材料——骨膜、骨粉

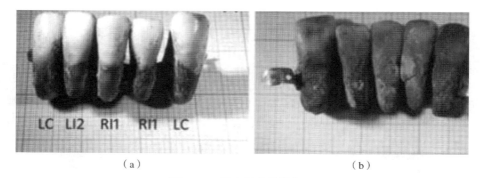

（a）　　　　　　　　　　　　　　（b）

图3-14　死人牙齿做的假牙

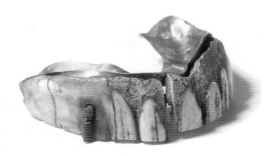

图3-15　200年前黄金制成的基牙

19世纪末,有研究者曾用熟石膏修复骨缺失。口腔种植的首次文献报道出现在1909年英国的牙科杂志。经过几千年的发展,口腔种植随着材料性质的变化依次经历了自体移植、异体移植、异种移植以及异质移植4个时期。异质移植性质的材料是现代口腔种植的主流材料。人工合成制作种植材料,将种植材料制成模拟牙体组织及骨组织的形态并植入口腔缺损区域,进而恢复缺失组织的形态和功能。

上一章曾提到,20 世纪 30 年代,随着科技的进步,人们制造出了高强度和抗腐蚀性的钴铬合金种植体和钛种植体(图 3-16)。材料的进步带来了种植体形态设计、种植手术方式及种植成功标准的改变,使得口腔种植学自此逐渐成为一门新学科。种植理论、种植材料、种植方式的改进是牵引口腔种植发展的“三辆马车”。科研人员与临床医生从未停止过对这三者的临床研究。钴铬钼合金的耐腐蚀性在 1936 年被 Veneble 和 Stuck 证实。Strock 通过观察植入动物和人体的根形螺钉种植体与骨组织界面的结合状态,发现了种植体与骨组织的反应,并将其称为粘连。1946 年,临床全口牙缺失的义齿修复首次采用骨膜下种植体作为固位体。骨膜下种植体的成功植入给牙槽骨严重吸收的患者带来了福音。1948 年,Formiggini 在进行种植义齿修复时尝试在口腔颌骨内植入钽丝锥形体。由于骨膜下种植体存在着骨吸收、植入区感觉麻木、颌骨骨折的风险,因此有医生将种植体植入部位进一步加深,进而出现了骨内种植体;但由于缺乏完善的理论支持,因此这个时期骨内种植体的成功率仍然很低。1953 年,Sollier 和 Chercheve 报道了穿下颌骨种植体;同年,Behrman 和 Egan 将磁铁植入患者颌骨内进行全口义齿固位,鉴于磁场对种植体周围组织健康的不确定性,该方法目前已被放弃使用。20 世纪 60 年代中期,瑞典哥德堡大学 Brånemark 和 Albrektsson 教授(图 3-17)在骨髓腔内微血管血流状态研究课题中,使用高纯度钛作为植入材料,并对植入动物体内的钛材料进行长期观察,发现了钛材料与骨组织牢固结合的现象,提出了骨结合理论,这个划时代的理论迄今为止仍然是世界公认的种植成功的标志。

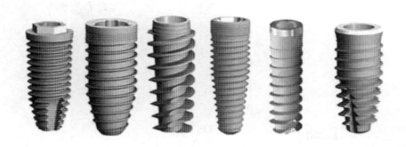

图 3-16　钛金属种植体

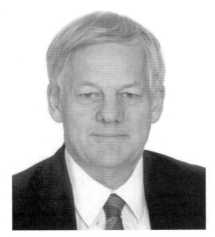

图 3-17　Albrektsson 教授

无机物玻璃碳制成的种植体于 1967 年问世,但由于临床成功率较低,因此未被广泛推广。诸如甲基丙烯酸甲酯等其他材料也被尝试用来制作种植体,但终因失败率太高而未被采用。1969 年,有学者设计出了叶状种植体,得益于其叶状外形,该型种植体对骨宽度的要求大大降低,其最大缺陷是穿龈结构,目前这类种植体也基本不再使用。1970 年,Roberts 设计了下颌升支骨内种植体(图 3-18),全口义齿的固位是通过杆相与在下颌骨的两侧升支以及下颌骨前份的种植体连接产生的。接下来出现的诸如钴铬钼合金种植体、二氧化锆材料(图 3-19)的应用促进了口腔种植学的迅猛发展。

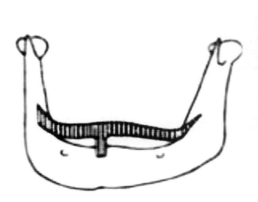

图 3-18　下颌升支骨内种植体

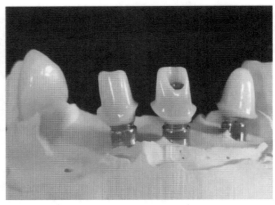

图 3-19　二氧化锆基台

1980 年后,有研究者相继采用碳素、氧化铝陶瓷、铸钛及微孔钛制作种植体。以羟基磷灰石(hydroxyapatite,HA)为代表的生物活性陶瓷类种植体和骨替代材料出现在 20 世纪 80 年代末到 90 年代初(图 3-20)。羟基磷灰石涂布于钛或钛合金种植体表面,使其具有良好的生物相容性。这一时期,羟基磷灰石涂层被大多数厂家推崇。但随后出现的羟基磷灰石涂层种植体的涂层剥脱问题导致种植体远期生存率降低。

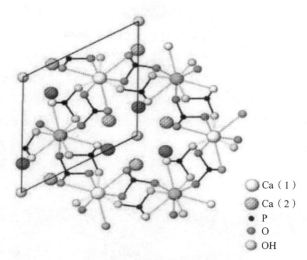

图 3-20　羟基磷灰石的晶体结构面

　　我国的口腔种植虽然起步较晚，但是国内口腔种植学界自 20 世纪 80 年代起，通过交流学习，与国际口腔种植产生了广泛的联系；同时，国内的口腔生物材料学界也紧随国外种植材料发展的步伐，开展了骨替代材料、种植体材料、种植基础理论、口腔种植临床应用等多个方面的研究，研制出了陶瓷颈圈、微沟槽钛片等一系列新种植体材料，促进了我国口腔种植的发展。进入 21 世纪，国内科研人员研究出多种种植体材料及处理工艺，改良后的种植体的有效表面积有所增加，且生物活性得到了提高，可与骨组织形成骨结合。通过计算机三维有限元分析（图 3-21）对种植体表面的结构进行生物力学分析，发现种植体表面各个部位的应力集中情况不一致，因此，科研人员对种植体不同部件的材料组成及处

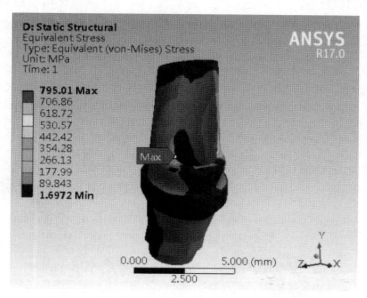

图 3-21　种植基台受力情况的计算机三维有限元分析

理工艺进行了改良。在转化医学的促进下,国内临床医生与科研人员通过近 20 年的不断努力,从材料种类、表面结构、手术器械等方面对口腔种植体进行不断改良及优化,并发表了大量的口腔种植材料相关文章,促进了口腔种植学的发展。

随着仿真牙种植体、生物活性骨替代材料、组织引导再生材料(图 3-22)的应用及新的手术方式的开展,原先难以修复的牙列缺失或缺损实现了种植修复,种植的禁忌证范围也不断缩小。现今的种植不仅关注硬组织的恢复,种植的美学问题也逐渐受到重视,促进了种植材料的不断更新。非金属陶瓷类材料凭借良好的生物相容性和稳定的化学性能,被持续研发并投入临床应用。但是,陶瓷类材料仍有机械强度不够、生物降解等问题需要科研人员的不断改进,然后通过转化医学的方式将研究成果投入实际应用。

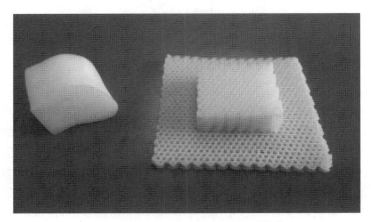

图 3-22　组织引导再生材料——骨膜

种植材料的发展促进了种植适用范围的扩大。种植体不再只用于修复牙列缺失,其修复的范围扩大到颅颌面部。种植体成为助听器和赝复体的固位装置靠的是在颅颌面区形成骨结合,颅颌面部软硬组织的缺损修复(图 3-23)因此进入了一个新阶段(图 3-24)。目前,该修复技术并不适用于所有面部缺损的患者,但该这项技术的应用前景广泛,为赝复设计及种植技术的应用提供了一个全新的方法和思路。目前,种植体革新换代的速度

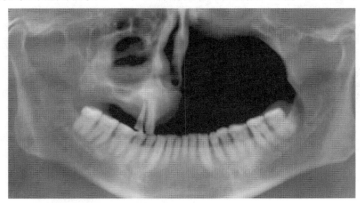

图 3-23　单侧上颌骨缺损

很快,不久的将来,非金属种植体将得到广泛应用。

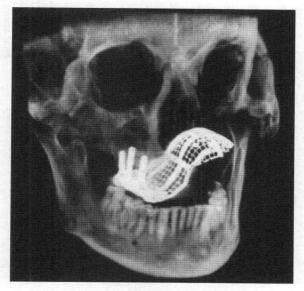

图 3-24　种植赝复体修复上颌骨缺损

二、牙种植材料的分类

考古挖掘发现,400 年前已有金属材料人体植入物。最早被用来修补颅骨、镶牙的材料是纯金板(图 3-25),银、铁片、铁丝及铁基合金制成的固定骨折关节件其后相继问世(图 3-26)。20 世纪 30 年代后,欧美国家相继使用钴基合金(图 3-27)制造人体植入物。

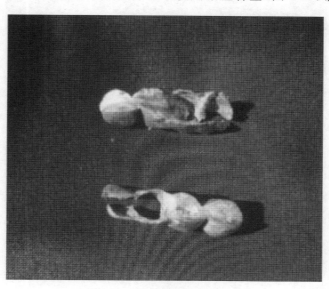

图 3-25　纯金制作的固定义齿

二战期间,世界上许多国家采用不锈钢替代钴基合金作为人体植入物的材料。二战结束后,随着稀有金属工业冶炼技术的进步,制作人体植入物的原材料中开始出现了钛、铌、锆等稀有金属元素。

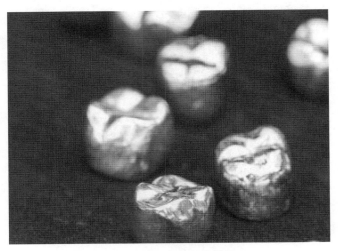

图 3-26　银合金制作的冠

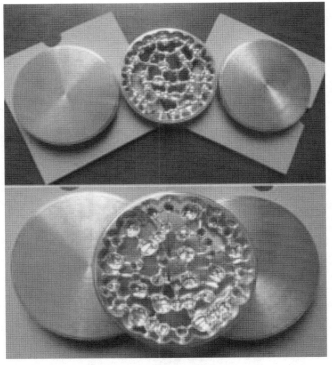

图 3-27　牙科用钴铬合金圆盘

(一)纯钛和钛合金牙种植材料

1791年,英国科学家格雷戈尔(图3-28)首先在钛铁矿石中发现了新的金属元素;4年后,德国化学家克拉普洛特从金红石中再次发现了相同的元素,并将其命名为"钛"(图3-29)。由于当时的冶炼技术水平不高,因此,化学活性高的钛金属在被发现后的119年内均未被成功提炼出来。直到1940年,科研人员发明了镁还原法(图3-30),借此成功生产出了海绵钛(图3-31),钛的工业生产方法自此初步确定。

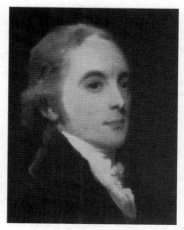
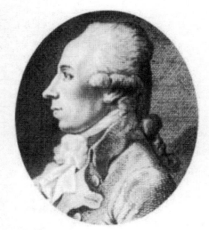

图3-28 格雷戈尔(左)与克拉普洛特(右)

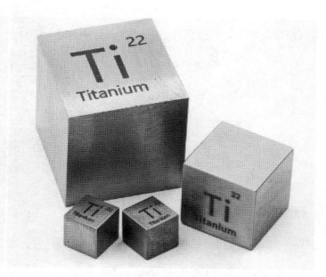

图3-29 钛金属

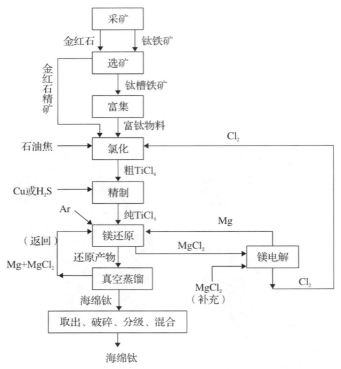

图 3-30 镁还原法

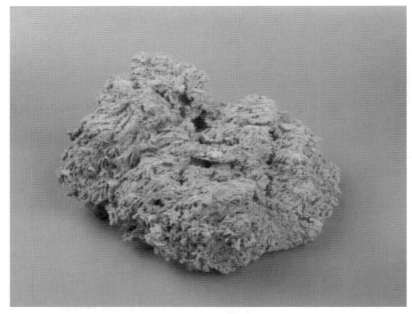

图 3-31 海绵钛

地壳中储量前三位的金属元素是铁、铝、镁，钛位居第四位，全球铜、镍、铅、锌的总量还不及目前已探明的钛储藏量的 1/10。钛的熔点是 $1660\pm10℃$，沸点是 $3287℃$，密度为 $4.506\ g/cm^3$，其特征为重量轻、强度高、具金属光泽、耐湿氯气腐蚀、耐海水腐蚀、溶于稀酸而不溶于冷水和热水。钛分为 α 型钛（六方晶系）和 β 型钛（立方晶系），两者间的转变温度为 $882.5℃$。钛的强度大，纯钛抗拉强度最高可达 $180\ kg/mm^2$，虽然与钢相差不多，但钛合金的比强度（抗拉强度和密度之比）却超过优质钢。钛合金有很好的耐热强度、低温韧性和断裂韧性。根据加入的合金元素的种类，钛合金可分成 α、β 和 α+β 三种类型。钛的同素异构性使其在加入不同合金元素后能得到性能截然不同的合金。

中国的钛资源总量约 9.65 亿吨，居世界之首。从 20 世纪 50 年代起，经过七十几年的努力，中国也成为继美国、苏联和日本之后的第四个具有钛矿、海绵钛、钛冶炼和钛材生产、钛设备制造的完整钛工业体系的国家。钛可与铁、铝、钒或钼等其他元素熔成合金，造出高强度的轻合金。该合金在许多领域有着广泛的应用，包括航天（喷气发动机、导弹及航天器）、军事、汽车、农产食品、医学（义肢、骨科移植及牙科器械与填充物，如图 3-32 所示）、厨房用具、运动用品、海水淡化、珠宝、手机等。

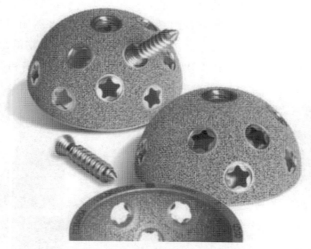

图 3-32　3D 打印钛合金髋关节

由于需要长期滞留于体内，因此，人体植入物的材料必须由对人体无毒无害的特殊材料制成。20 世纪 70 年代，国内就进行了国产钛及钛合金人工骨与关节的临床实验，实验结果证实，医用钛及钛合金具有耐腐蚀性强、弹性模量低、硬度大、高极限抗拉、对抗震动减幅、耐金属疲劳等优点，是制造人体植入物的优质材料。用于制造植入人体内的医疗器件、假体或辅助治疗设备的医用金属钛，具有耐蚀性能优异、弹性模量接近于自然骨、生物相容性优良的特点。目前常见的人体钛金属植入物包括体内接骨板、骨螺钉、牙种植体，以及用钛网（图 3-33）或钛板制成的人工颅骨、人工心瓣膜、心脏起搏器（图 3-34）、放射治疗用钛合金等。

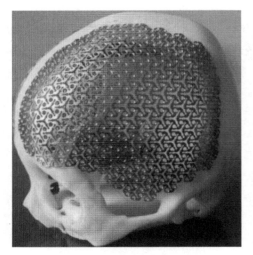

图 3-33　钛网制成的人工颅骨

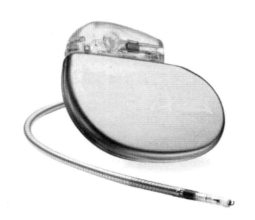

图 3-34　外壳材料是钛金属的心脏起搏器

　　钛种植体之所以能与骨组织发生骨结合，是因为其具有优越的生物相容性和生物力学适应性。骨结合的特点是种植体与骨组织紧密结合，没有天然颌骨之间的结缔组织存在(图 3-35)。钛及钛合金是迄今为止人类能用于加工人体植入物的最理想的金属材料，目前也被国际医学界公认为第三代金属，性能超越第一代的不锈钢和第二代的钴基合金。

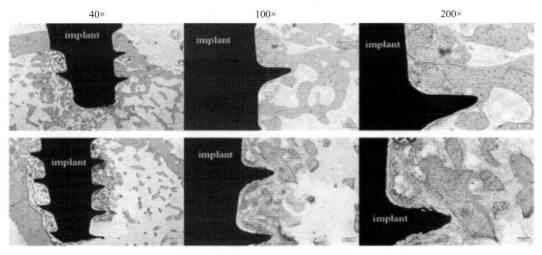

图 3-35　电镜下的种植体骨结合

(二)陶瓷类牙种植材料

　　生物陶瓷(bioceramics)是指具有特定的生物或生理功能的一类陶瓷材料，即可直接用于人体或与人体直接相关的生物、医用、化学类陶瓷材料。作为生物陶瓷材料，需要具备如下条件：良好的生物相容性与力学相容性；与生物组织有优异的亲和性；抗血栓形成；

具有灭菌性;物理、化学性质稳定。

生物陶瓷材料可分为生物惰性陶瓷(如 Al_2O_3、ZrO_2 等)和生物活性陶瓷(如致密羟基磷灰石、生物活性玻璃等)。

1. 生物惰性陶瓷材料

生物惰性陶瓷主要是指化学性能稳定、生物相容性好的陶瓷材料。有氧化铝、氧化锆以及医用碳素材料等。这类陶瓷材料的结构都比较稳定,分子中的键合力较强,而且都具有较高的强度、耐磨性及化学稳定性。

20 世纪 70 年代至 80 年代中期,许多国家如美国、日本、瑞士等都对氧化物陶瓷,特别是氧化铝生物陶瓷进行了广泛的研究和应用。氧化铝陶瓷植入人体后表面可生成极薄的纤维膜,界面无化学反应,多用于全臀复位修复术及股骨和髋骨的连接。通过火焰熔融法制造的单晶氧化铝强度高、耐磨性好、可精细加工,常用于制造人工牙根、骨折固定器等。多晶氧化铝,即刚玉,强度大,多用于制造人工关节(图 3-36)、人工骨、人工牙根。

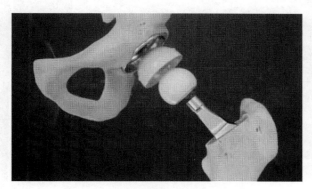

图 3-36 氧化铝陶瓷人工髋关节

氧化锆生物陶瓷(Zirconia Bioceramics)是以 ZrO_2 为主要成分的生物惰性陶瓷,其显著特征是具有高断裂韧性、高断裂强度和低弹性模量。部分稳定的氧化锆和氧化铝一样,生物相容性良好,在人体内稳定性好,且比氧化铝有更好的断裂韧性、耐磨性,有利于减小植入物尺寸,减少摩擦、磨损,主要用于制造牙根、关节(图 3-37)、骨、瓣膜等。

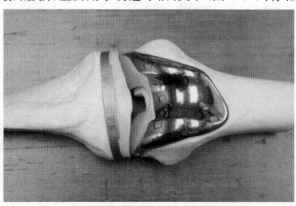

图 3-37 氧化锆人工膝关节关节盘

2. 生物活性陶瓷

生物表面活性陶瓷和生物吸收性陶瓷又称生物降解陶瓷。生物表面活性陶瓷表面为多孔结构（图 3-38），且富含羟基，生物组织可长入孔隙中，通过与羟基发生化学反应形成牢固的化学键。生物吸收性陶瓷在体内可部分吸收或者全部吸收，吸收后形成的空间能诱发新生骨的生长。生物活性陶瓷有生物活性玻璃（磷酸钙系）、羟基磷灰石陶瓷、磷酸三钙陶瓷等几种。

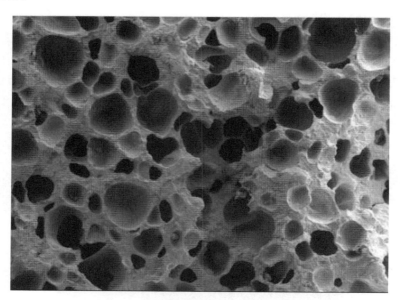

图 3-38　生物表面活性陶瓷表面的多孔结构

生物玻璃陶瓷的主要成分是 $CaO—Na_2O—SiO_2—P_2O_5$，比普通窗玻璃含有更多的钙和磷，能与骨自然地发生牢固的化学结合。它具有区别于其他生物材料的独特生物化学属性，能在植入部位迅速发生一系列表面反应，最终形成含碳酸盐基磷灰石层。生物玻璃陶瓷的生物相容性好，材料植入体内后无排斥、炎性、组织坏死等反应，材料表面的界面结合能力好，能与骨形成骨性结合且结合强度大，植入区能较快成骨。目前，此种材料已用于修复耳小骨，对恢复听力具有良好的效果，但由于整体强度仍不高，只能用于人体受力不大的部位。

羟基磷灰石（hydroxyapatite，HA/HAP）的组成与天然磷灰石矿物相近，是脊椎动物骨组织和牙齿的主要无机成分，结构也非常接近，呈片状微晶状态，可作为骨移植的骨代替物。HA 有良好的生物相容性，植入体内不仅安全、无毒，还能促进成骨细胞附着，引导骨生长。HA 的表面结构使骨细胞容易附着，随着新骨的生长，其与骨细胞的连接地带逐渐萎缩，且 HA 的晶体外层成为骨的一部分，新骨可以从 HA 植入体与原骨结合处沿着植入体表面或内部贯通性孔隙攀附生长。HA 生物活性陶瓷是典型的生物活性陶瓷，植入体内后能与组织在界面上形成化学键性结合。HA 生物活性陶瓷和骨连接的机制不像生物玻璃那样，需要通过在其表面形成富硅层，进而形成中间键接带以实现键合。致密羟基磷灰石陶瓷植入骨内后,成骨细胞可在其表面直接分化形成骨基质,产生一个宽为 $3\sim5\ \mu m$ 的无定形电子密度带,胶原纤维束长入此区域和骨细胞之间,而骨盐结晶在这个无定形带中发生。随着矿化成熟,无定形带缩小至 $0.05\sim0.2\ \mu m$,羟基磷灰石植入体和骨的键合就是通过这个很窄的键接带实现的。

经 HA 表面涂层处理的人工关节(图 3-39)植入体内后,周围骨组织能迅速沉积在羟基磷灰石表面,并与羟基磷灰石的钙、磷离子形成化学键,结合紧密,中间无纤维膜。HA生物陶瓷植入肌肉、韧带等软组织后会被一薄层结缔组织紧密包绕,无炎性细胞和微毛细血管存在,用于穿皮种植时,能在颈部和上皮组织密切结合,不易发炎和感染。因此,HA生物活性陶瓷也适用于穿皮器件及软组织修复。

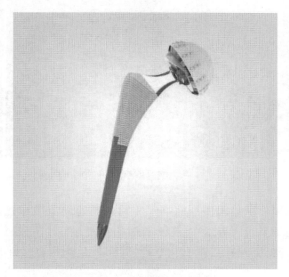

图 3-39　喷涂羟基磷灰石涂层的人工关节

三、纯钛种植体的表面处理

目前存在多种纯钛种植体表面处理方法,根据基本原理与技术方案不同,可将这些方法分为非涂层法及涂层法两大类。

(一)非涂层法表面处理

目前,多个主流种植体品牌都采用非涂层法表面处理种植体,使用物理、化学和电化学的方法处理种植体表面,形成特定的纯钛表面氧化层的微观形态,改变种植体的表面化学成分和结构。常见方法如下所示。

1. 物理法

常用机械加工和喷砂的方法增加表面粗糙度和添加化学成分。机床加工可在种植体表面形成特定形态的纹理和沟纹,如在种植体表面加工出有利于骨细胞或牙龈纤维细胞附着的沟槽(图 3-40)。

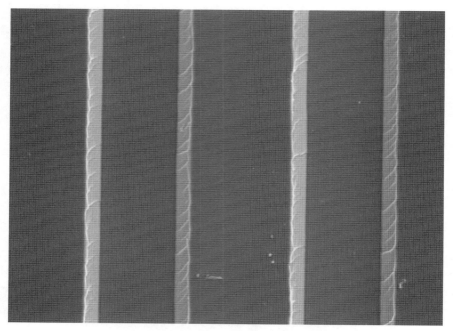

图 3-40　物理加工形成的种植体表面沟槽结构

　　喷砂的原理是使用喷嘴喷出由压缩空气驱动的高速硬质微粒撞击钛表面(图 3-41),可调整喷出微粒的类型及尺寸从而调整钛表面的粗糙度(图 3-42)。喷砂常使用的微粒有氧化铝、氧化钛、磷酸钙微粒等,具有化学性质稳定、生物相容性好且不妨碍骨结合进程的优点。

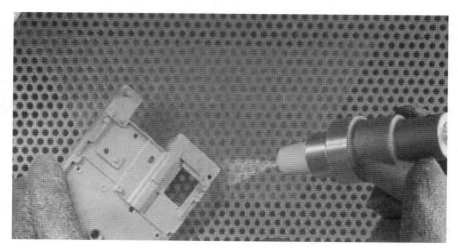

图 3-41　喷砂工艺

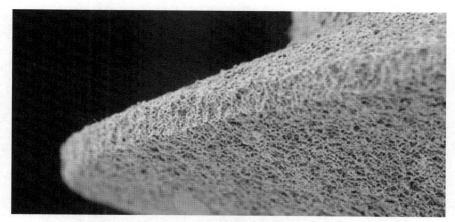

图 3-42 喷砂后的种植体表面

（1）氧化铝：最早使用的喷砂微粒是三氧化二铝微粒，该微粒不溶解于酸，超声清洁、酸蚀或者消毒均很难清除埋入种植体表面的微粒。这些微粒在植入体内后容易释放到邻近组织中，妨碍骨细胞附着进而影响骨结合，所以目前已基本不再使用。

（2）氧化钛：选用直径 0.25 μm 的氧化钛颗粒喷砂后，会产生中等粗糙的种植体表面（1～2 μm）。大量基础研究和临床实验都证实，该粗糙度的表面比单纯机械加工表面拥有较高的骨结合率。

（3）磷酸钙盐：多采用可溶解并易清洁的羟基磷灰石、β-磷酸三钙等。这些材料不仅不会妨碍骨细胞的附着，还增加了种植体表面的粗糙度，可有效提高种植体的骨结合效率。

2. 化学法

化学法主要有酸蚀、碱处理、酸碱复合处理法等。

（1）酸蚀法：在纯钛表面使用盐酸、硫酸、硝酸、氢氟酸等强酸进行蚀刻，酸蚀后表面产生微坑洞结构（图 3-43），材料表面的粗糙度明显增加。酸蚀是目前处理种植体表面比较主流的方法之一。由于转化医学的不断推动，经过临床医生的不断反馈，科研人员经过多年的改进，发明了几种改良的酸蚀法。例如，使用两种强酸，如盐酸和硫酸对种植体表面进行双酸蚀；提高酸蚀时的温度（如 100 ℃），改良的目的就是使材料的粗糙度增加得更加明显。酸蚀在增加表面粗糙度的同时还可提高材料表面的亲水性（图 3-44），纤维蛋白支架以及骨源性细胞更容易吸附在高亲水性的表面，骨结合率得到明显提高。有学者使用氢氟酸进行酸蚀，可以在钛表面形成氟化钛（TiF_4）。这样，在增加材料表面粗糙度的同时，还将氟导入种植体表面，从而诱导成骨细胞分化，促进骨结合，并提高结合强度。但是，如果酸蚀的时间或者酸蚀剂浓度使用不当，则反而会降低纯钛表层的理化性能以及钛的强度，破坏钛的表面结构，从而降低种植体的整体强度和抗疲劳性（图 3-45）。

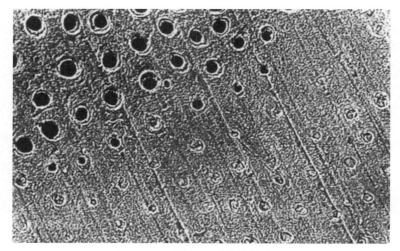

图 3-43　酸蚀处理后的钛片表面

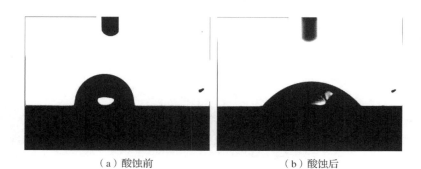

（a）酸蚀前　　　　　　　　　（b）酸蚀后

图 3-44　酸蚀前后种植体表面亲水性实验对比

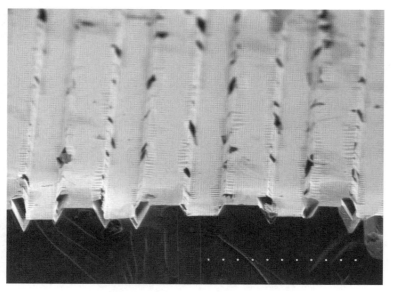

图 3-45　不恰当的酸蚀后，种植体表面沟槽形态被破坏

（2）碱处理法：由于暴露在空气中的钛材料表面可形成基末端羟基和桥羟基，钛片浸泡于碱性溶液后，钛表面会出现更多的羟基，因此常温下，将钛金属浸入氢氧化钠或者氢氧化钾溶液数小时后，强碱与纯钛表面的羟基就会发生化学反应，产生钛酸钠（Na_2TiO_3）或者钛酸钾（K_2TiO_3）凝胶层。在生理环境下，可以形成带有表面活性成分的凝胶层，但该涂层较薄，结合强度较低，适用于多孔表面结构。

（3）复合处理法：也有将上述两种方法相结合的酸碱复合处理法。首先，用强酸酸蚀纯钛金属，在材料表面形成微孔坑，增大材料表面积；其次，使用沸腾的低浓度碱液浸蚀，使钛表面形成较厚且稳定的微孔氧化钛层，膜的微孔可能对羟基磷灰石成核具有重要的促进作用。经常联合应用物理法和化学法对种植体表面进行处理。

3. 电化学处理方法

目前应用较多的商业化材料处理方法是电化学处理方法，包括阳极氧化、微弧氧化等。电化学方法的共同特点是将纯钛浸泡在特殊配方成分和特殊 pH 值的电解液中，以钛片作为电极阳极，导入不同强度和频率的电流，钛片在电解液中会发生电化学反应，其表面理化性质将发生改变。电化学处理的效果受电压、电流、频率、电解液成分等的影响，整个反应过程较为复杂，影响因素较多。纯钛表面经过电化学处理后，化学结构、结晶度、粗糙度和孔隙率均发生改变，表面粗糙度增加，并沉积了电解液中的镁、钙、磷等特定元素。实验室和临床实践研究证实，经过电化学处理后的种植体的骨结合能力优于普通种植体。

（二）涂层法表面处理

1. 无机涂层

衡量无机涂层是否有效有两个标准：一个是涂层含有的化学成分和结构是否可以诱导成骨细胞附着并展现成骨功能，形成骨结合；另一个是涂层能否牢固地与纯钛金属基底结合，形成的骨结合在种植体行使功能时不发生脱落。化学键结合优于物理结合，有学者根据磷酸钙盐能与钛金属表面羟基发生化学反应形成化学结合的原理，将能促进骨源性细胞附着的磷酸钙涂布于钛金属表面，可同时满足无机涂层有效的两个标准，这是目前比较理想的种植体表面改良方案。其机制就是在纯钛种植体表面涂覆一层磷酸钙盐，植入体内后通过对内源性功能性蛋白质及骨源性细胞的吸附，促进生物磷灰石的沉积及成骨过程。羟基磷灰石是纯钛种植体表面采用最多的无机涂层材料。

（1）羟基磷灰石的生物学性质：①成分与骨组织类似；②能促进生物磷灰石在其表面沉积；③骨细胞接触后分泌功能增强，形成的骨-羟基磷灰石界面较为坚固；④其坑洞结构能为骨组织再生提供支架；⑤粗糙的表面能吸附骨形成蛋白。以上几个特点使羟基磷灰石成为一种公认的生物活性材料，可以通过晶体外生性生长与骨组织发生牢固的化学结合及机械制锁，并具有骨传导性，可允许骨组织在其表面附着生长，这使得羟基磷灰石自问世起就受到口腔种植领域的特别关注。羟基磷灰石促进骨形成的微观机制仍有待研究，目前推测羟基磷灰石表面的微观形貌及所含的化学成分的作用是主要原因。

（2）羟基磷灰石表面涂层的方法：主要有等离子喷涂、生物模拟沉积、烧结等，其中，等离子喷涂曾经实际应用于种植体产品。

①羟基磷灰石等离子喷涂技术：使用高速气流将被等离子火焰加热至超高温的羟基磷灰石微粒喷射到钛金属表面，羟基磷灰石颗粒在钛表面冷却的过程中与钛发生粘结，即形成涂层（图 3-46）。通过调整羟基磷灰石微粒喷射的数量可调整涂层厚度，厚度在几微米到几毫米范围内变化，涂层与钛表面的粘结强度为 $10 \sim 20$ Mpa。有学者用喷砂预处理纯钛种植体表面后，再对其进行羟基磷灰石等离子喷涂，据说可以增加涂层的粘结强度。该技术经过转化医学几年的临床实践和实验室检测后，发现有如下几个明显的缺点。

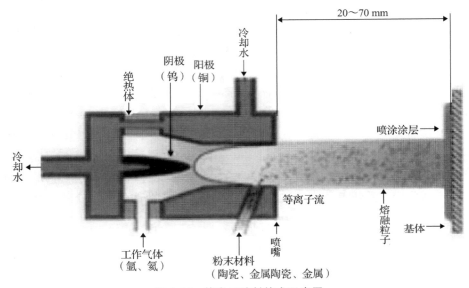

图 3-46 等离子喷射技术示意图

A. 界面残余应力存在于涂层孔隙中。

B. 羟基磷灰石粉在经历等离子喷涂过程中的高温、高压、高速多道工序后，其原有的化学成分和晶粒度会发生改变，得到的涂层含有 β-磷酸三钙、α-磷酸三钙、磷酸四钙、氧化钙等无定形磷酸钙，这些无机物具有可溶性，羟基磷灰石晶体大颗粒经常埋置于此。在种植体植入后，部分羟基磷灰石晶体大颗粒会在上述无机物溶解后脱离种植体表面。

C. 等离子喷涂受制于方向的限制，面对复杂形态的种植体会出现涂层不完整的问题。由于羟基磷灰石涂层出现的时间不长，因此临床应用还没有足够的病例数可以做回顾性研究，至今仍没有足够的样本数供研究人员进行羟基磷灰石涂层种植体与普通种植体成功率的比较研究。目前，只有个案报道证实羟基磷灰石种植体在体内行使功能 10 年后，其表面的涂层仍然完好，仍具有较高的骨结合率。与此同时，也有临床研究报道了造成某些种植体出现周围慢性炎症（图 3-47）的原因是涂层的粘结强度不足及不同物象之间溶解度的差异导致种植体表面涂层脱落和颗粒释放。

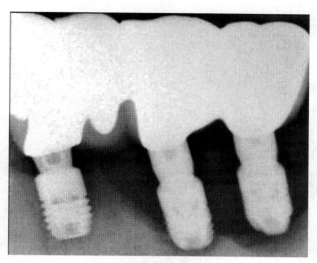

图 3-47　种植体周围炎

②生物模拟磷酸钙盐沉积:在常温下,将纯钛浸入模拟体液中缓慢形成涂层的过程需要几天甚至几周的时间,为了提高生产效率,加快进程,有学者采用了一些辅助沉积的方法。

A. 电泳辅助沉积:有两种方法,一种采用阴极沉积法,将金属浸入含有磷酸钙盐的电解液中电泳,并加入特定的还原剂,在保持一定温度的条件下,通过控制电流参数调整在金属表面沉积的生物活性钙磷涂层的厚度;另一种方法是直接将钛作为阴极插入含有磷酸根和钙离子的溶液中,然后施加周期性电压电解,阴极还原出氢离子,使得 pH 值升高,使磷酸钙发生反应,进而在钛表面附近沉积形成涂层。这种电化学方法产生的碳酸化羟基磷灰石可直接沉积在复杂钛表面,可用于处理复杂结构的钛表面,并可以很好地控制厚度,沉积需要的时间短且效率高。但是,仍需提高涂层与钛表面的结合强度,同时,阴极区在电泳时会不断生成含有氢离子的气泡,这会阻碍涂层与基体的紧密结合。

B. 利用异源性成核中心或者骨样晶体生长的方法沉积羟基磷灰石涂层。一般来说,需要先用碱处理钛表面,钛表面经处理后产生的羟基基团将成为成核点,再用高浓度的磷酸钙溶液处理,在钛表面形成一个薄层沉积层,有利于磷酸钙盐晶体的生长。

(3)薄涂层:为了实现涂层与基体的化学粘结,尽可能减少脱落,同时发挥活性涂层的功能,有学者便提出了薄涂层的概念。薄涂层可通过磁控管溅射法(图 3-48)、脉冲激光沉积法(图 3-49)和离子束辅助沉积法来实现。薄涂层理论在实际运用中仍有钙磷比例、基体材料的性质、非定形和晶态图层的生物学效果等一系列问题亟待解决,但动物实验已经证实,新涂层可以促进骨组织附着并增强其生物机械强度。

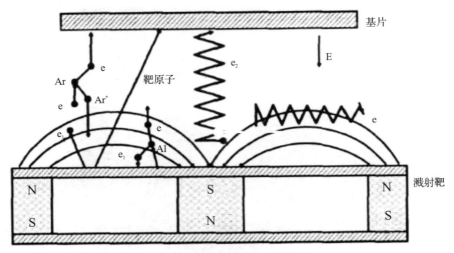

图 3-48　磁控管溅射法示意图

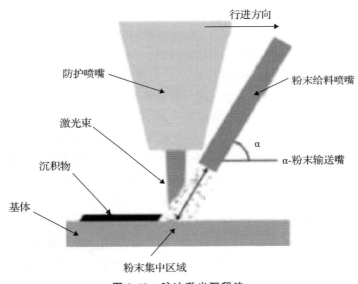

图 3-49　脉冲激光沉积法

2. 有机涂层

　　种植体表面的涂层除了无机物,也可以是有机物。种植体表面若有活性的有机物涂层,对骨结合也有促进作用。这些有机物包括:①吸引、促进细胞附着的物质,如细胞外基质蛋白(如胶原蛋白)和多肽片段[如精氨酸-甘氨酸-天冬氨酸(arginine-glycine-aspartic acid,RGD)];②引导骨再生的细胞信号物质,如骨生长因子;③另外一些有活性的生物因子,如核酸、酶类。

　　产生有机涂层的方法包括物理吸附法(范德华力或者静电吸附)、物理包裹法(屏障系统)和利用化学键的共价结合法。对于种植体表面的有机涂层,一般采用 γ 或 β 射线进行放射消毒,其问题是可能发生射线诱导的有机物交联、变性、氧化或者化学结构的改变。上述 3 种方法中最稳定的是化学键法。有学者将聚电解质多层膜、透明质酸、富含 RGD 序列的胶原蛋白、纤维连接蛋白、成纤维细胞生长因子等对软组织细胞结合有利的生物活性物质修饰到种植体表面上,用最直接的方法模拟材料周围细胞的生长环境。由于暴露的钛表面存在羟基,羟基可以与蛋白上的氨基反应,因此有学者将钛材料直接浸泡于一定浓度的纤维连接蛋白中,浸泡过纤维连接蛋白的钛材料能促进细胞的附着。为了提高此类蛋白在钛表面的数量,近年来,已经有很多研究人员通过化学方法对钛表面的羟基进行活化,然后再进行活性蛋白的修饰。梁芳慧将钛片浸泡于一定浓度的氢氧化钠后,使钛表面出现更多的羟基,以此促进更多的蛋白吸附到材料上。但是,氢氧化钠的腐蚀性太强,如果浓度掌握不好,纯钛片则容易被腐蚀,因此此法不适用于特殊形貌设计的钛片。也有学者通过硅烷化(图 3-50)钛表面,大大提高了钛片羟基数量及后续蛋白的吸附数量。

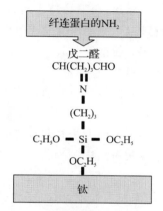

图 3-50 硅烷化修饰纤维蛋白法

3. 无机-有机复合涂层

上述两种涂层方法可以结合起来应用,如采用胶原-磷酸钙复合物涂层、生长因子-磷酸钙复合物涂层等。

四、纯钛种植体表面处理的研究方向

(一)纳米表面处理技术

纳米技术(nanotechnology)也称毫微技术,是用单个原子、分子制造物质的科学技术,研究结构尺寸在 0.1~100 nm 范围内的材料的性质和应用。纳米科学技术是以许多现代先进科学技术为基础的科学技术,是动态科学(动态力学)、现代科学(混沌物理、智能量子、量子力学、介观物理、分子生物学)和现代技术(计算机技术、微电子和扫描隧道显微镜技术、核分析技术)结合的产物。纳米科学技术又引发了一系列新的科学技术的诞生,如纳米物理学、纳米生物学、纳米化学、纳米电子学、纳米加工技术、纳米计量学等。当物质到纳米尺度以后，即 0.1～100 nm 这个范围，物质的性能就会发生突变，出现特殊性能。这种既不同于原来组成的原子、分子，也不同于宏观物质，且具有特殊性能的材料，即纳米材料。如果仅尺度达到纳米范围，但没有特殊的性能，则这样的材料也不能叫纳米材料。

纳米表面技术是通过现代表面制备技术，在材料表面形成具有纳米结构和纳米特性的表面层的高新技术，这种纳米结构的表面层具有优异的电、磁、光、化学、催化、生物等功能特性，以及高硬度、耐磨损、耐腐蚀、耐高温等结构特性。充分利用纳米材料的表面效应、体积效应和量子尺寸效应，能获得以往难以获得甚至无法获得的高性能，形成新的高新技术产品。另外，对传统的结构材料实施表面纳米涂层，也可以大幅度提高产品的功能特性。事实上，通过调整传统的表面涂层和表面薄膜制备技术的工艺参数，几乎都可以制备出表面纳米涂层和薄膜，如热喷涂、电镀、化学镀、电刷镀、前驱体涂覆、热分解、化学气相沉积、物理气相沉积、涂料涂覆等。其中，热喷涂技术是一种极具竞争力的技术，也是非常有发展前景的技术。与其他技术相比，热喷涂技术有许多优势，如工艺简单灵活、受环境限制小、涂层和基体种类选择范围广、涂层厚度变化范围大、沉积速率高、易制备复合涂层、可大面积制备涂层、加工成本相对较低等。其技术关键是解决纳米结构给料的制备及在表面纳米涂层形成过程中纳米材料颗粒（晶粒）的长大问题。通过酸碱处理、电化学处理等传统技术也能在种植体表面某些区域形成具有一定纳米尺度形态的结构，但这样的表面粗糙度分布不均匀，且微观形态有很大的变异。传统方法缺乏对所形成的纳米尺度微观结构的控制能力，因此，这些传统表面方法并非真正的纳米表面处理技术。只有采用分子自组装、激光蚀刻、纳米羟基磷灰石涂层等现代纳米技术，才可以较为精确地控制表面的纳米级微观形态，才可以称为纳米表面处理技术。

目前的研究结果表明，通过纳米技术处理，可改变种植体表面形态，能影响骨结合的过程。纳米结构具有良好的表面亲水性，能有效促进蛋白质及细胞黏附、伸展、增生和分化，具有调控特定细胞和组织反应的能力，有利于钛种植体形成骨结合。纳米表面的具体处理方法包括物理压缩法、分子自组装技术、纳米颗粒沉积法、离子束沉积法、激光蚀刻方法、纳米生物模拟技术。

（二）药物、蛋白质、核酸表面涂层种植体

优化目前有机物涂层的方法，将一些药物、细胞、生长因子、功能性蛋白涂布于种植体表面，促进骨结合。目前的工艺的难点是如何控制这些有机物的释放速度，能否达到缓释的效果。随着这几年基因技术的进步，科研人员正在探索将含有功能性基因的载体涂布于种植体表面，目前，还有涂层基因活性和表达效率的问题有待解决。

第三节 种植体系统的构成与结构设计

一、概述

口腔种植修复是牙列缺损及缺失的重要修复手段之一,能否成功的关键是种植系统,而种植材料及种植手术方式的进步是口腔种植的基础。口腔种植转化医学通过基础研究及临床实践的良性循环,促进种植材料和种植系统的不断改进。种植系统有广义与狭义之分,广义的种植系统包括种植体、相关附件、手术器械和种植设备;狭义的种植系统仅包括前两项。种植系统刚出现时百家齐放,五花八门的种植系统设计层出不穷。随着几十年的基础研究和临床实践,种植系统虽然仍在不断进化,但是总体设计理念与大体结构特征已经逐渐明确,并日趋统一。

（一）种植体系统分类

根据种植体的功能,可将种植体系统分为牙种植体系统、颅面器官种植体系统、肢体种植体系统、正畸支抗种植体系统(图 3-51)等,其中可以发挥牵张成骨作用的种植体称为牵张成骨种植体(图 3-52)。

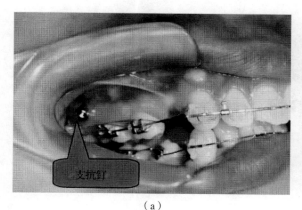
（a）

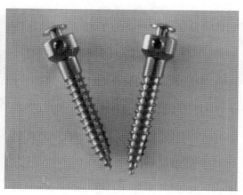
（b）

图 3-51 正畸支抗种植体系统

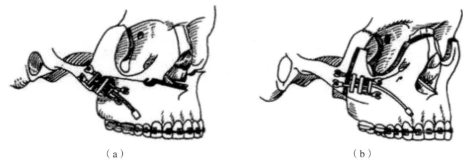

（a）　　　　　　　　　　　　　（b）

图 3-52　牵张成骨种植体

按照种植体末端的植入深度分类，将牙种植体系统分为骨内种植体系统、骨膜下种植体系统和穿下颌骨种植体系统（图 3-53）等。骨内种植体系统除了常规植入牙槽嵴和（或）颌骨基骨外，最近几年还出现了植入颧骨（颧骨种植体系统，如图 3-54 所示）、蝶骨翼突（蝶骨种植体系统，如图 3-55 所示）等部位的案例。

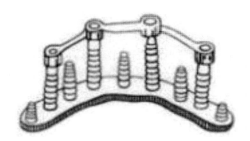

图 3-53　穿下颌骨种植体系统

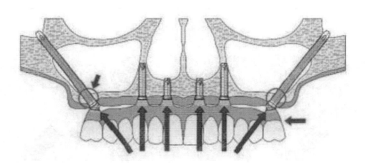

图 3-54　穿颧骨种植体系统

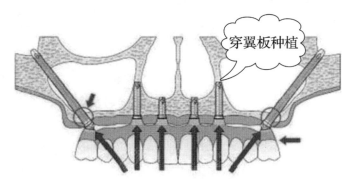

穿翼板种植

图 3-55　穿蝶骨翼突种植体

日常所提及的"种植体系统"就是骨内种植体系统。骨内种植体的形状有根形（图 3-56）、叶片状（图 3-57）、盘状（图 3-58）等。

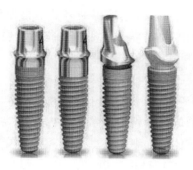

图 3-56 根形种植体

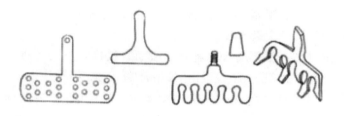

图 3-57 叶片状种植体

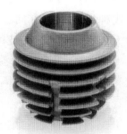

图 3-58 盘状种植体

按照表面形态，种植体可以分为光滑表面种植体、粗糙表面种植体和复合表面种植体（图 3-59）。

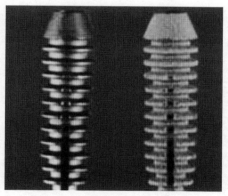

图 3-59 光滑表面与粗糙表面的种植体

（二）种植体系统的发展过程

种植体系统的发展涉及多个学科，其中有口腔解剖病理、材料学与生物力学，需要多部门人员秉承转化医学的理念不断地改进、更新。

骨内种植体系统的种植体全部位于牙槽嵴和（或）颌骨基骨中，末端未穿过骨皮质，只有冠方暴露连接外部配件。目前，临床上采用最多的是根形种植体系统。根形种植体系统由种植体、基台、上部其他相关部件构成。种植系统的发展主要在于种植体和基台的研发更新。

（三）种植体的设计

19世纪初，有学者将金制成根形种植体植入体内，并成功存留了2周。19世纪末和20世纪初，出现了对根形种植体的详细描述。1891年，美国专利局批准了首个异质种植体专利。外形为空篓圆柱状的铱铂种植体出现在20世纪初，同时还有"固定基台"，设计者Greenfield于1909年获得专利。现代种植设计的雏形由Adams在1937年设计出来，该学者设计出螺纹柱状种植体和球状附着基台，并第一次提出两段式的外科程序，确定了现代种植的发展方向。受制于科技水平的限制，早期的种植体外形设计并没有科学实验作为依据，而只是单纯的人类仿生设计，故失败率较高。

当Brånemark教授偶然在光镜下发现当活骨和肽种植体表面直接接触一段时间后，钛和骨发生了非常坚固的结合，并于20世纪70年代提出"骨结合"的理论后，种植体设计才真正有了理论依据。在之后的一段时间内，Brånemark纯钛螺纹状种植体（图3-60）也有了配套的种植体系统，其特点是种植体表面形态光滑，愈合方式为潜入式。在骨结合理论提出的同时期，Schroeder使用新的切片技术直接制作未脱钙的骨和种植体的联合磨片，磨片的观察结果从组织学上验证了骨结合的科学性。随后，陆续出现了纯钛中空柱状种植体（图3-61）、光滑表面形态和非潜入式愈合方式的Straumann种植体系统。

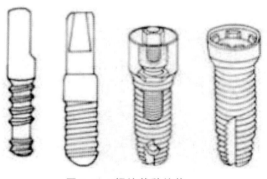

图 3-60　螺纹状种植体

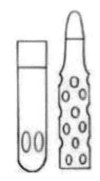

图 3-61　中空柱状种植体

1960年后，种植体的形态设计与表面处理研究进入了快车道。几十年间，种植体形态从柱状发展到根形，从一段式发展到两段式。种植体表面处理的方法从刚开始的物理打磨、喷砂发展到化学、电化学处理。近十几年来，在种植体表面增加涂层又成了新的研究方向，涂层的微粒从无机物发展到有机物，接下去的研究方向将转向基因。尽管新的种植体系统数不胜数，但基本上延续了Brånemark和Schroeder的设计思路。

二、种植体及其他部件

(一)种植体的尺寸

种植体的尺寸指的是种植体的直径与长度。

1. 种植体的直径

由于现在很多种植体已经不是传统的柱形,因此,种植体的直径应分为种植体平台直径和种植体体部直径。对螺纹种植体而言,虽然有不包含螺纹的内径和包含螺纹的外径之分,但习惯上将种植体外径称为种植体体部直径。

(1)种植体体部直径:临床上所说的"种植体直径"就是指种植体体部直径。各个品牌都有其独有的种植体直径,通常将直径3.3 mm称为细种植体,将直径4.0 mm称为标准种植体,将直径5.0 mm及以上称为粗种植体(图3-62)。较粗的种植体有较大的机械强度,而且种植体表面积与直径呈正比关系,直径每增加1 mm,表面积约增加25%,粗种植体的骨-种植体界面的面积明显增加,降低了单位面积内的应力分布,也相应减小了非轴向负荷的传递。该非轴向力在种植体颈部和牙槽嵴交界处最为集中,因此,粗种植体该部位的应力集中有所减小,种植体周围的碟形骨吸收也减少了。

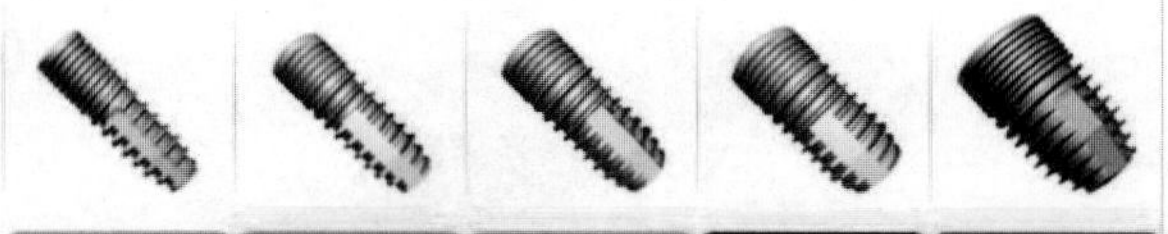

	ø 3.0 B0	ø 3.5 B1	ø 4.1 B2	ø 4.8 B2	ø 6.0 B2
6.5 mm			✓	✓	✓
8 mm		✓	✓	✓	✓
10 mm	✓	✓	✓	✓	✓
12 mm	✓	✓	✓	✓	✓
14 mm	✓	✓	✓	✓	

图3-62　某种植系统的不同直径不同长度的种植体

目前,研究不同直径种植体远期成功率差异的文献较少,临床上主要根据缺失牙牙槽嵴的高度和厚度并结合缺失天然牙的牙颈部直径来选择种植体直径。下颌切牙和上颌侧切牙种植选用细种植体,而其他牙位选用标准种植体,磨牙区则选用粗种植体。

也有厂家研发出了直径小于3 mm的更细的种植体,直径更细,则种植体机械强度更低,所以该类种植体往往将基台和种植体设计为一体,主要作为种植体愈合期的临时修复体,起过渡作用。

(2)种植体平台直径:种植体平台的直径设计有3种。第一种是种植体平台直径等于体部直径,该设计出现最早,上下一致的直径方便预备种植窝;有利于保存牙槽嵴骨量,特别是对美学区唇侧骨板厚度的维持;也有利于掌握种植体与相邻牙之间的距离。第二种是种植体平台直径大于体部直径。种植体平台直径大于种植体体部直径的目的是尽量模仿天然牙牙颈部的直径,形成理想的穿龈轮廓,冠修复后能获得美观的牙龈形态;同时,位于颈部的平台较宽,能减小修复体对负荷平台的悬臂应力,也相应地减小基台螺丝的应力,从而增加基台的稳定性和降低基台螺丝的松动率。其中的代表就是 Straumann 软组织水平种植体,分别用平台直径 3.5 mm、4.8 mm 和 6.5 mm,对应体部直径 3.3 mm、4.1 mm 和 4.8 mm,分别称为窄颈(narrow neck,NN)种植体、常规颈(regular neck,RN)种植体和宽颈(wide neck,WN)种植体(图 3-63)。第三种是种植体平台直径小于体部直径。该类型种植体较少,其设计的初衷是尽可能地保留种植体平台周围的骨量,提高软组织附着的质量(图 3-64)。

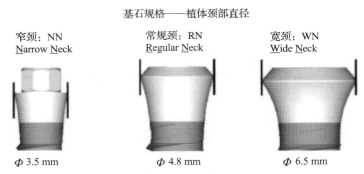

图 3-63　Straumann 窄颈、常规颈和宽颈种植体

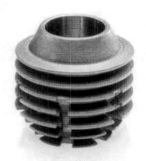

图 3-64　种植体平台直径小于体部直径

2. 种植体长度

　　种植体长度是指种植体植入骨内部分的长度。目前,骨水平种植体是指整个种植体长度,软组织水平种植体是指种植体粗糙表面的体部长度,不包括光滑颈部高度(图 3-65)。每个种植系统都有自己的种植体长度,但多数种植体系统中,种植体长度在 6～16 mm。

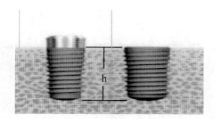

图 3-65 软组织水平和骨水平种植体长度示意图

虽然种植体长度越长，则表面积越大，可对抗的侧向负荷也更大。但是已有研究证实，只要形成良好的骨结合，种植体的长度对转移应力并没有太大的决定性作用，过长的种植体没有太大的临床意义。

直径 4.0 mm 左右、长度 10～12 mm 的种植体在临床上应用较为普遍。缺牙区附近如有重要解剖结构，如上颌窦、下颌神经，为了与这些结构及组织保持足够的安全距离，种植体的长度常受到限制。这种情况下，较短的种植体是一个不错的解决方案，但使用短种植体时应充分考虑增加种植体的数量或直径。某些特殊几何形状设计的种植体的长度更短，如鳍状种植体，最短者只有 5.0 mm（图 3-66）。

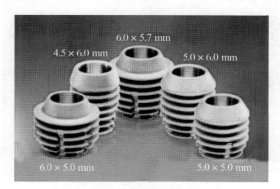

图 3-66 鳍状种植体

（二）基台

种植体基台是牙种植体穿过牙龈暴露于口腔中的结构部分，与骨内的种植体平台紧密连接。基台下端的内连接或外连接抗旋转结构与种植体上端通过中央螺丝固定、连接，是可摘或固定式种植义齿修复体的附着结构。基台的材质结构、被动适合性及连接结构的抗旋转力学性对种植义齿的稳定性及功能效果十分重要。基台通过内基台连接或外基台连接结构获得固位、抗旋转和定位能力。基台种类繁多，分类复杂，可以根据与种植体的连接方式、与上部结构的连接方式、组成结构（图 3-67）、制作方式、长轴、用途、材料（图 3-68）等进行分类。

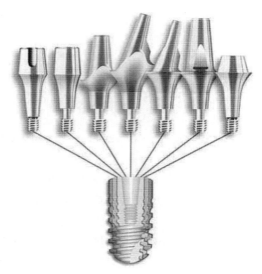

图 3-67　形态各异的基台

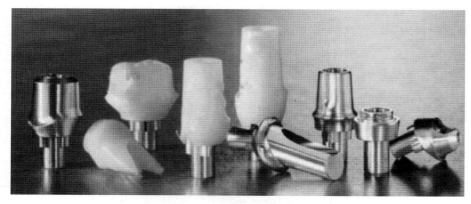

图 3-68　不同材料的基台

基台设计的目标：①应满足简化修复步骤、便于维护种植体/修复体的要求；②应最大限度与种植体-基台界面密贴，修复体和基台之间应基本没有微动度，能够形成稳定的骨结合，和周围软组织愈合；③基台的肩台设计能形成理想的修复体穿龈轮廓；④能引导咬合应力的合理传递与分布。

1. 按基台的固位方式分类

种植体平台的设计决定了基台的连接方式。基台抗自身旋转及抗修复体旋转的性能分别取决于基台-种植体界面和基台-修复体界面。基台抗自身旋转设计与种植体平台设计相匹配。基台抗修复体旋转对单颗种植体支持的修复体尤其重要。目前，基台的横截面均被设计成脱离圆形的结构，这样可实现对抗修复体旋转的作用，如基台内的多角形设计（图 3-69）。用于联结冠和桥的基台不需要有抗修复体旋转的设计。按照基台与种植体的固位方式，基台可分为螺丝固位基台（图 3-70）、摩擦力固位基台（图 3-71）和螺丝与摩擦力共同固位基台。

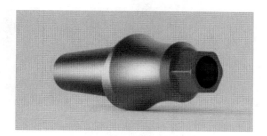

图 3-69　基台的内六角形设计

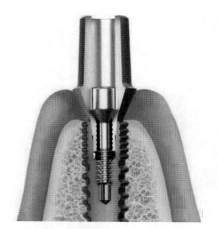

图 3-70　螺丝固位基台

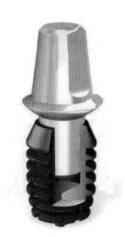

图 3-71　摩擦力固位基台

2. 按基台的长轴分类

按照基台长轴和种植体长轴的位置关系,基台可分为直基台和角度基台(图 3-72)。直基台,顾名思义就是基台长轴与种植体长轴一致。直基台涵盖了所有基台连接方式。直基台可以是一体式基台,也可以是分体式基台。种植体与直基台可以螺丝或粘结固位。通常,粘结固位的直基台为可调磨高度的预成可调改基台。基台长轴与种植体长轴不一致者,称为角度基台,常用于改变种植修复体的长轴方向,改善种植修复体的功能和美学效果。基台角度通常设计为 10°～25°(图 3-73),可以补偿 10°～35°的种植体角度倾斜。修复体与角度基台的固位有螺丝和粘结固位。与直基台相比,角度基台对修复体的固位能力较弱。

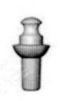

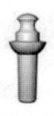
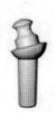
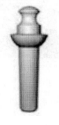
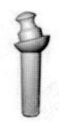

2.0 mm 0°　　2.0 mm 15°　　　4.0 mm 0°　　　4.0 mm 15°　　　6.0 mm 0°　　　6.0 mm 15°

图 3-72　直基台与角度基台

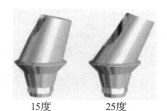

15度   25度

图 3-73   角度基台

3. 按基台的材质分类

按照基台的材料属性,基台可分为钛基台(图 3-74)、瓷基台(图 3-75)、金基台、钴铬基台等。

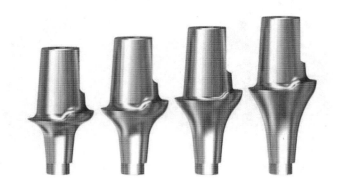

图 3-74   钛金属基台

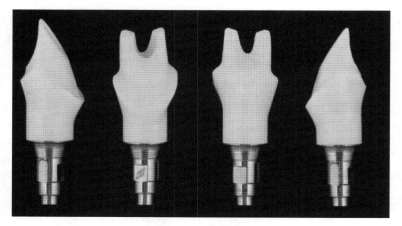

图 3-75   瓷基台

近年来,随着瓷材料学的研究和瓷加工技术的进步,瓷基台和瓷修复体快速投入临床使用。使用瓷基台(ceramic abutment)的目的是提高基台与种植体周围软组织的生物相容性和美学修复效果,这是目前的基台设计中最具诱惑力的进展。瓷基台的材料成分可分为三氧化二铝和二氧化锆。1991 年,世界上出现了第一个全瓷基台——氧化铝瓷核。1997 年,Wohlwend 等介绍了世界上第一个二氧化锆基台。按照材料和制作工艺,瓷基台可以分为瓷基底、全瓷基台和瓷基台,后两者又均可进一步分为 CAD/CAM 瓷基台和手工研磨的瓷基台。手工研磨的瓷基台是根据制造商提供的瓷基台锥形,由金刚砂钻湿磨成型。全瓷基台有两种类型:一种是 CAD/CAM 基台制作的二氧化锆基台(Straumann ©CARES),为计算机辅助设计和辅助制作的基台;另一种是内为六角直柱状氧化铝基座的全瓷基台(CerAdapt,NobelBiocare),为金刚砂钻湿磨成型和预备,就像牙体预备一样。瓷的脆性大,易碎,技术要求更高。两种瓷基台均以基台螺丝直接固位于种植体上,全瓷冠粘结固位。临床上,瓷和金属接触处容易磨损和崩裂,瓷基台与钛种植体、金属螺丝接触也是如此。因此,基台螺丝应当达到额定的基台预紧力(通常为 35 N/cm),尽量保证基台-种植体界面的稳定性,防止螺丝松动,减少微动。

瓷基台与全瓷基台的差别就在于,瓷基台带有与种植体平台相连接的钛合金结构。瓷基台同样有 CAD/CAM 制作的二氧化锆基台和手工研磨的二氧化锆基台两种类型。含有钛合金结构设计的瓷基台,其钛合金结构与钛种植体和金属螺丝的接触,能够避免瓷与金属接触的磨损和崩裂。目前,瓷基台本身的钛合金结构与瓷脱离的可能性已经很低,但在临床上仍然要遵循基台螺丝额定的预紧力,并尽量避免基台的反复拆卸与就位。瓷基台可以直接调磨,直接饰瓷,可以将钛合金结构螺丝固位于种植体上,而瓷的部分作为基底直接饰瓷,粘结固位于修复体上。瓷基底是带有肩台的预成氧化铝基底,利用烧结铸造的方法,在肩台的冠方制作全瓷冠,粘结固位在钛基台上。将其作为基底制作全瓷冠有两个优点,既可避免全瓷基台在种植体-全瓷基台界面上金属与瓷之间的磨损,也可以避免含金属基座的瓷基台在金属与瓷结合界面的脱瓷和崩瓷现象;缺点是要求基台螺丝具有长期稳定性,因为全瓷冠难以拆卸。

4. 按基台功能分类

种植厂商制造的匹配其种植体系统的基台称为预成基台,预成基台可分为不可调改和可调改两大类。目前,临床上使用的基台多数是预成基台。预成不可调改,顾名思义就是在临床应用时不允许进行任何调改。预成可调改基台有两种类型:一种是可以不经调改直接使用,但允许在患者的口腔内或在工作模型上进行调改(如减低基台的高度和片切改变基台轴向)的成品基台;另一种是可研磨基台,该类型基台必须进行研磨塑型后才能使用,研磨前的基台只是一个能与种植体连接的雏形。医生和(或)技师根据患者种植体植入方向、缺牙间隙的三维空间进行个别调改或制作的基台称为个性化基台。个性化基台包括预成可调改基台、可铸造基台、CAD/CAM 基台等。

CAD/CAM(图 3-76)是计算机辅助设计与计算机辅助制造,目前,计算机辅助设计和辅助制造可应用于制作基台、支架和修复体。与可铸造基台和可研磨基台相比,CAD/CAM 基台精确性更好,质量更好,有良好的穿龈轮廓,有利于节省时间和降低成本,无须传统、烦琐的种植取模,能修正一定角度的种植体内的长轴偏差,可以用高硬度和高脆性的陶瓷基台。

CAD/CAM 技术

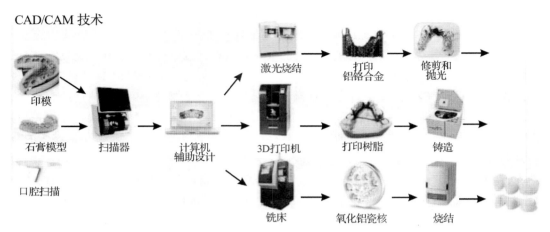

图 3-76　CAD/CAM 技术路线

印模　石膏模型　口腔扫描　扫描器　计算机辅助设计　激光烧结　打印铝铬合金　修剪和抛光　3D打印机　打印树脂　铸造　铣床　氧化铝瓷核　烧结

　　目前,模型的三维数据主要通过激光扫描或机械探针触探的方式采集,而后计算机根据数据建模(图 3-77),并在模型上设计基台形态(图 3-78),尤其是肩台形态,包括肩台的边缘与形态、基台的修复体空间、颌关系等。计算机设计好基台后,将加工数据上传至数控精密机床,然后切削基台(图 3-79)。目前有很多 CAD/CAM 系统,如 Cerec 系统、Procera 系统、Lava 全瓷系统等。目前,制作基台的材料主要有钛合金、三氧化二铝、二氧化锆等。虽然 CAD/CAM 基台有上述优点,但还存在不足:临床医师无法控制基台的效果;可加工的材料种类不多;并非所有的种植体系统都可以使用。

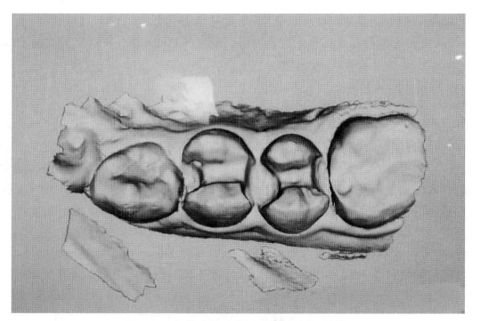

图 3-77　扫描后在计算机上建立的模型数据

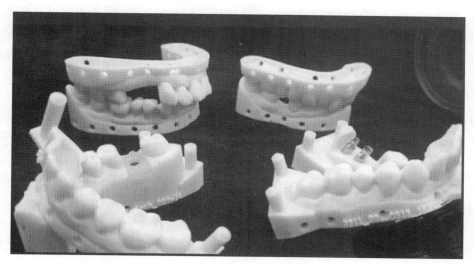

图 3-78 CAD/CAM 制作的种植模型

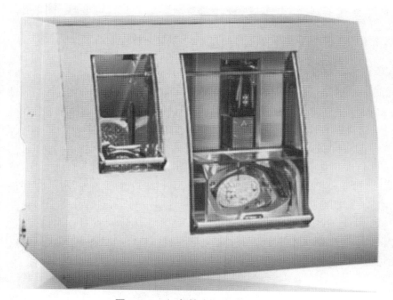

图 3-79 义齿基台切削机

三、种植系统的发展

本章已从种植体的材料、设计方面介绍了这几年口腔种植在转化医学影响下的发展。本部分内容将介绍种植系统发展的另一个主要方向,即种植手术方式的改进。

在口腔种植过程中尤其是多个种植体同时植入时,为了追求种植体位置准确,各种植体之间长轴相互平行,提高后期修复的效果,同时为了减少手术创伤,外科手术导板应运而生。对于刚开始从事口腔种植经验不足的医师,外科导板技术的应用可以避免由于种植体植入的位置和方向不准确的问题,保证良好修复效果。临床上常见手术外科导板有基于模型基础分析的传统外科导板和基于 CT 数据分析的定位导向外科导板两大类。

(一)传统外科导板技术传统外科导板

根据种植手术区域的解剖条件、后期修复体的位置和冠修复后的美学情况制作手术导板。传统外科导板的制作方法和步骤基本类似,与植入区缺牙的部位和数量没有太大关系。

印模制取患者口内模型与咬合关系,技工根据咬合关系及美学要求在模型上排牙,恢复正常的牙列外形和功能;在空气压模机模型平台上选用透明热塑片在硬石膏模型上压制,导板覆盖的范围应包括种植术区两侧各两个临牙;修整手术区及颊舌侧过多的材料,将修整后的导板戴入模型;根据模型上的关系及牙槽嵴的位置,用小球钻在导板上定点钻孔,初步确定种植手术时种植体植入的方向及位置,这样就完成了导板的制作;将导板浸泡消毒,手术备用。传统导板技术制作简便,费用较低,临床上使用较普遍;缺点是在临床实际操作时准确性不高、精度不够、操作难度大,有一定的可变性(图 3-80)。

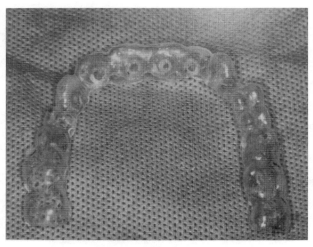

(a)

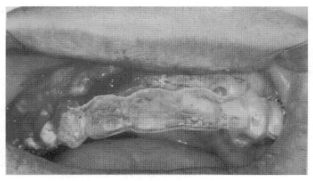

(b)

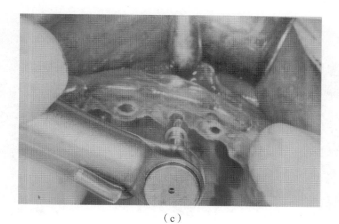

（c）

图 3-80　传统种植外科手术导板

（二）CAD/CAM 定位导向外科导板技术

近年来，计算机辅助设计和计算机辅助制作技术在口腔领域的应用越来越广泛，除可用于加工义齿外，还可用于加工制作导板。采用锥形束 CT（CBCT）扫描患者颌面部，获取颌骨结构的三维图像，将 CT 数据导入计算机，在相关软件中对拟种植区域的三维方向骨量图像进行分析，测量骨密度，计算机根据图像分析结果，选择合适的种植体系统，设计患者的种植修复方案。该方案包括拟种植区各个种植体的植入部位、植入方向、长轴角度、型号等信息。临床医生与患者沟通具体方案并取得同意后，将方案数据传递给数控机床，数控机床加工完成该名患者的个体化 CAD/CAM 定位导向外科手术导板（图 3-81）。该类型外科导板真正实现了个性化定制，不同的患者有不同的导板。在导板的引导下，手术创伤减小，甚至可以做到微创，手术时间缩短，而且避免了在骨量比较紧张的区域种植时出现侧壁穿孔、种植体周围骨壁较薄等问题，同时能使种植体在位置比较局促的区域成功避让开上颌窦、下颌神经、邻牙牙根等重要的结构和组织。

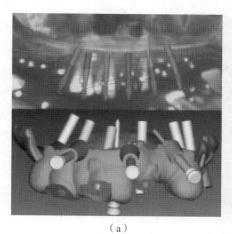

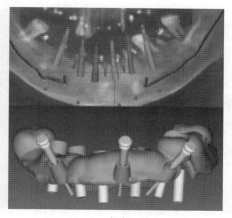

（a）　　　　　　　　　　　　　　　　　（b）

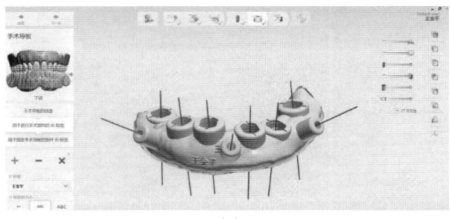

（c）

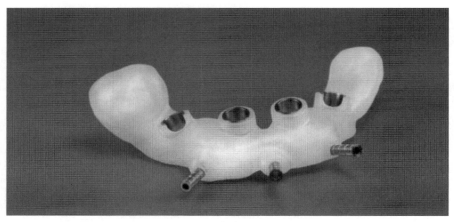

（d）

图 3-81　CAD/CAM 定位导向外科导板

在早期，如何在每次种植手术中都能控制好牙种植体在骨内的三维方向并准确地植入种植体一直是困扰医生的技术难题，随着近几十年来口腔影像学，尤其是 CBCT 的出现，精准的颌面部三维影像使得医生在术前判断种植体方向的准确性明显提高。20 世纪后，随着计算机技术的不断进步、数字图像处理软件的不断研发和升级发展，配合 CT 数据，计算机能在较短的时间内进行口腔种植方案的设计，评估术前、术中风险和预测后期修复效果。随着人工智能时代的来临，我们更加坚信，在不久的将来，定位导向导板将是口腔种植手术的标配，人工智能技术将更多地参与口腔种植。

（三）计算机辅助手术系统

临床上经常会遇到牙列缺失且骨量较少的病例，面对这些复杂病例，如何制订一个理想的种植修复方案，保证在最优的位置植入种植体，最大限度地保存、利用骨量，并保证与邻近重要组织解剖结构有足够的安全距离，这些要求对临床医生来说是不小的挑战。除了上述的个性化手术导板,近几年,随着人工智能及机器人技术的进步,人工智能系统除了能通过读取医疗放射影像学(CT、MRI 等)数据资料自主制订手术方案,还能通过定位跟踪技术辅助医生进行种植手术。这就是这几年问世的临床计算机辅助手术系统,该系统将口腔种植手术带入了一个新时代。

计算机辅助手术代表了一种手术概念和方法集,使用计算机技术制订手术计划以及指导或进行手术干预。计算机辅助手术也称计算机辅助干预、图像引导手术和手术导航。计算机辅助手术已经成为机器人手术发展的主要因素。图像分析涉及对患者 3D 模型的操作,以及从数据中提取相关信息。作为示例,使用图像中不同组织的不同对比度水平,可以更改模型,仅显示如骨骼之类的坚硬结构,或者查看血管的流动和神经的走向。使用专门的软件,可以将收集的数据呈现为患者的虚拟 3D 模型,外科医生可以轻松操纵此模型,以提供体内任何角度和任何深度的视图。因此,外科医生可以更好地评估病例并建立更准确的诊断,还可在进行实际手术之前对手术干预进行虚拟计划和模拟(计算机辅助手术模拟),也可使用专用软件,对手术机器人进行编程,使其在实际手术干预期间执行计划的动作。

计算机辅助手术涉及计算机科学、医学、机械制造学、图形图像学等多个学科,该技术能帮助医生合理地利用锥体束 CT 及磁共振所采集的数据,在术前使用空间导航系统进行模拟手术(图 3-82),制订手术计划。手术时,医用机器人系统(图 3-83)与医生相互配合,实现计算机辅助医学。基于图像的导航系统是指计算机以 CT、MRI 等医学图像信息为基础,通过建立人体三维几何或物理模型模拟患者解剖位置信息,在手术前利用计算机模拟或规划手术,在手术进行过程中利用高精度定位跟踪系统实时跟踪患者和手术器械的位置关系,引导医生进行操作,从而确保术前规划方案顺利实施的一种方法。手术导航系统于 20 世纪 80 年代末首先应用于神经外科手术,随后逐渐推广应用于其他手术领域,

基于个性化三维重建模型的精准手术规划

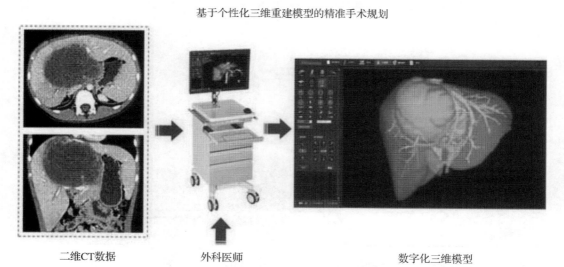

二维CT数据　　　　　　　外科医师　　　　　　　数字化三维模型

图 3-82　计算机辅助手术系统进行术前模拟

包括整形外科、骨科、耳鼻喉科、脊柱外科等。手术导航系统延伸了外科医生有限的视觉范围,更好地发挥了外科医生的主动性和灵巧性,突破了传统外科手术的界限,更新了外科手术和外科手术器械的概念。它通过提高手术定位精度、减少手术创伤、优化手术路径、引导手术进行等手段,极大地提高了手术成功率。

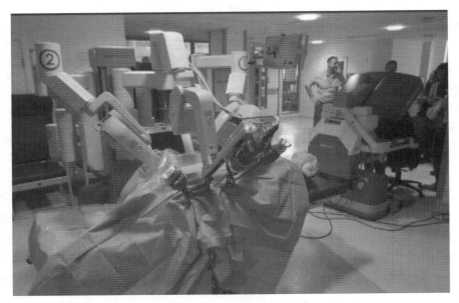

图 3-83　手术医用机器人系统

1. 计算机辅助口腔种植外科定位导向导板

近年来,基于 CT 图像的计算机辅助口腔种植外科定位导向导板已经广泛应用于临床(图 3-84)。该方法通过口腔种植辅助设计专用软件进行基于 CT 图像的术前规划,将

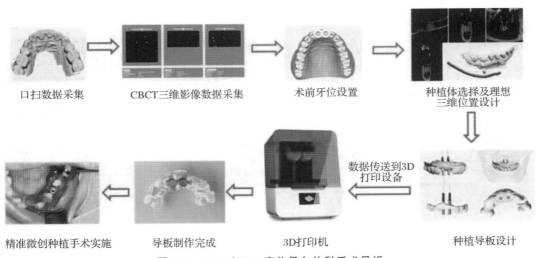

口扫数据采集　　CBCT三维影像数据采集　　术前牙位设置　　种植体选择及理想三维位置设计

数据传送到3D打印设备

精准微创种植手术实施　　导板制作完成　　3D打印机　　种植导板设计

图 3-84　CAD/CAM 定位导向外科手术导板

拟植入种植体的位置、数量、角度、深度等数据信息作为控制参数转化为立体平版印刷（stereolithography，STL）文件格式，输入数控机床或用快速原型方法加工，制成导向导板。该方法自动化程度高，定位与导向较为精确，对常规种植手术较为有效。

2. 口腔种植术前规划软件

近几年，随着口腔种植术前规划软件（图 3-85）的研发和不断升级更新，口腔种植医生可以术前在计算机上进行手术设计，在术前模拟多种手术计划，选择最优的手术方案，然后根据该方案实现手术导航。所以，术前规划软件对计算机辅助种植定位导向导板的制作至为重要。

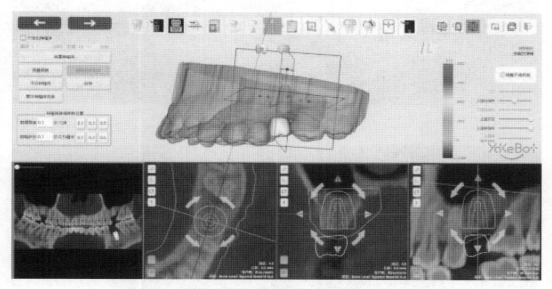

图 3-85　口腔种植术前规划软件模拟种植体植入方向位置

3. 三维口腔锥形束 CT

计算机辅助手术规划涉及颌骨缺损骨量评估以及合理选择种植体尺寸与放置区域，并要保证种植体与上颌窦、下牙槽神经管之间有一定的安全距离等。术前合理的规划是手术成功的关键。常规颌骨曲面体层片（图 3-86）是二维的 X 线影像，图像分辨率低，受拍摄角度影响，组织结构会有不同程度的变形和放大，而且有些区域会有结构重叠的图像，因此，其给临床医生提供的患者信息有限。根据常规全景影像进行术前规划设计，不能准确判断颌骨密度和骨缺损的范围，而且会出现口内实际情况与影像不符的情况，使临床医生在口腔种植手术中陷入被动。CBCT（图 3-87）可以最大限度地获取颌骨影像数字信息。计算机对这些数据信息进行三维重建与可视化处理后，可直观清楚地显示颌骨的牙槽骨高度、宽度、形状，骨缺损的准确位置，骨质密度，颏孔的位置，下牙槽神经管的走向，鼻腔底和上颌窦底的位置和形态等。

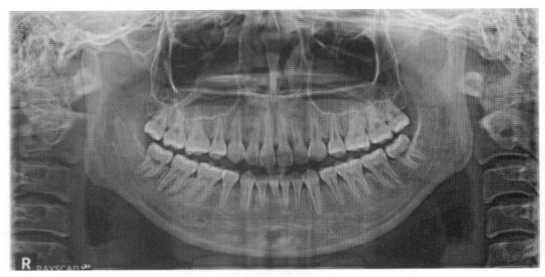

图 3-86   二维的口腔全景片

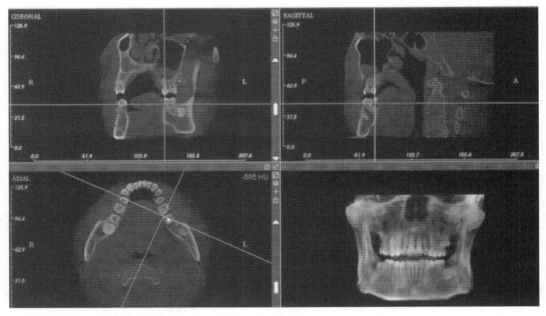

图 3-87   三维的口腔锥体束 CT 影像

4. 计算机辅助导航技术

20 世纪是信息技术爆炸的时代,在信息化、全球化浪潮下,各个学科各种技术都在迅速发展并相互渗透,数字化在现代医学领域中扮演的角色越来越重要。在 20 世纪 80 年代末期,神经外科最早使用计算机辅助导航技术进行神经系统胶质瘤的精准切除,而后,该技术逐步渗透到各个外科领域。计算机辅助导航技术可分为计算机辅助静态导板技术和计算机辅助动态导航技术,在进行口腔种植术前,计算机根据 CBCT 影像数据,在术前重建头颅三维影像模型,术前规划软件为种植外科手术制订高效精准的手术计划。在临床医生进行手术模拟、确定最优的手术方案后,基于红外线动态空间定位导航技术(图 3-88),根据制订的手术方案引导手术。该技术可在手术过程中实时显示临近解剖结构,引导医生及时调整种植体的植入角度和深度;引导医生避开如埋伏牙、上颌窦、切牙孔、下颌神经管等重要解剖结构,确保手术的安全性,减轻患者的术后反应。颧骨种植技术及双颧种植技术这两类种植体伸入位置比较深,对于视野不好或者骨缺损较大、剩余牙槽嵴骨高度及宽度严重不足的复杂病例,更适用动态空间定位导航技术。

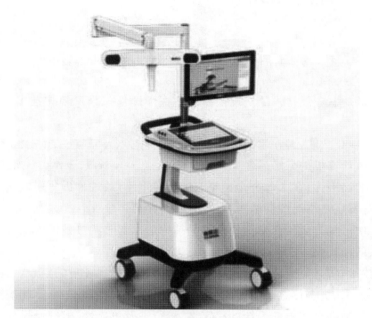

图 3-88 基于红外线动态空间定位导航系统

动态空间导航技术也是口腔种植转化医学发展的一个重要成果。20 世纪末,就有临床医生在口腔种植手术过程中尝试使用电磁定位跟踪系统,但因传导材料的电磁场扭曲而手术失败。21 世纪初,奥地利维也纳大学的科研人员曾利用计算机辅助实时导航系统将 4 枚种植体植入尸体下颌骨,并于术前术后拍摄 CBCT 进行精度对比,结果种植体植入精度误差不超过 2 mm。能够实现术前头颅三维影像重建,规划修复体及种植体植入方案,在术中实时追踪术者器械并定位临近解剖结构,按照术前规划位置准确植入种植体的计算机辅助动态导航系统在 2008 年问世(图 3-89)。

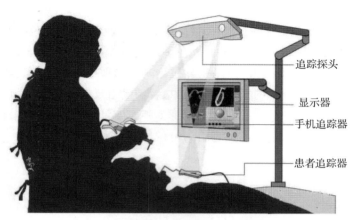

追踪探头

显示器

手机追踪器

患者追踪器

图 3-89　基于红外线口腔种植动态空间定位导航系统示意

计算机辅助动态导航技术的实现依靠的是医学图像三维可视化技术、配准技术和空间定位技术。

（1）三维可视化技术：需在术前标记患者术区标志点及重建头颅三维影像，则患者术区任意点都可由计算机的三维图像上对应的坐标点 x、y、z 来表示。三维可视化技术突破了二维图像的局限性，在术前进行头颅三维影像重建，通过分析牙列缺损位点剩余牙槽嵴的骨高度、骨宽度及临近解剖结构等数据，进行种植体角度、深度、宽度及修复体三维位置的规划。术中可根据术区任意剖面的解剖结构信息实时调整种植体植入方向、角度，保证种植体植入的精确性。

（2）配准技术：将各种图像结合起来，在同一图像上显示各自的信息，为临床医生诊断提供包含更多数据、更多信息的图像，这将成为极具应用价值的技术。配准方式和配准算法决定了计算机辅助动态导航系统的稳定性、可行性及可靠性。现阶段，计算机辅助动态导航系统的主流配准方法是点配准中的外部特征点配准法，即在患者牙列缺损位点确定 8～12 个显影标记点，分别对应图像空间和手术空间的坐标。当患者术中空间位置发生变动时，系统自动生成新位置坐标，与虚拟坐标系下的坐标进行重新配准，并根据变换矩阵改变手术器械在屏幕上的位置显示，从而实现患者术区、手术器械、屏幕图像三者的实时对应。

（3）空间定位技术：通过跟踪定位板和参考板来确定手术器械与患者的相对位置，从而在种植外科手术过程中进行解剖结构及手术器械的辅助定位和种植体植入位点的动态引导。目前，计算机辅助动态导航系统主要采用光学定位法，其定位精度高（精度达 0.1～0.4 mm），可跟踪多个目标，且无须与术区接触，临床应用方便，反应灵活。计算机辅助动态导航系统借助红外线立体摄像机对手术器械（图 3-90）和参考板（图 3-91）发出或反射出的红外线信号进行追踪，接收患者术区及手术器械的位置数据，并将其导入计算机进行筛选及计算，从而在坐标系中进行定位。

虽然计算机实时导航技术越来越成熟，但是，在临床上应用该技术时仍需要小心谨慎,而且该技术还有需要改进的地方。例如,计算机辅助实时导航需要专用设备,即导航仪及其配套导航工具支持;操作该技术的医生需要有丰富的临床经验并经过适当的培训,在熟悉计算机术前规划操作设计后方可使用;前期投入大,治疗成本较高,部分误差仍需要控制。

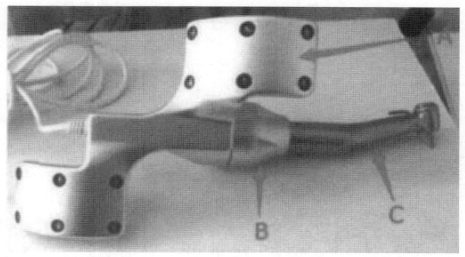

注:A—定位面,表面安装多个红外 LED 传感原件;B—链接旋钮,可根据牙列缺损位点及
患者体位进行定位面朝向的调整;C—种植手机。

图 3-90　带有定位器的种植手机

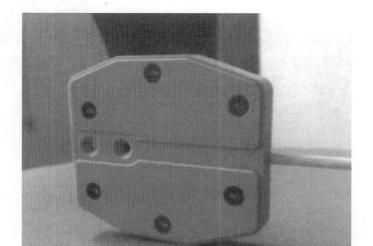

注:连接线连接到种植推车的控制单元接口处,平板部分通过参考板连接件和
固定装置固定在患者牙列缺损位点同颌的对侧牙齿上。

图 3-91　参考板

5. 口腔种植机器人

近几年,医用机器人已经成功应用于口腔修复、牙体牙髓、口腔外科等领域。机器人具有精确、高效、稳定的特点。相较于传统种植手术,口腔种植机器人可以避免人的主观因素造成的细微偏差,如种植牙植入位置偏差,甚至是损伤重要解剖结构的不良后果(图 3-92)。

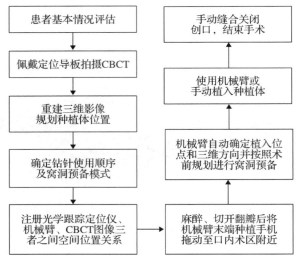

图 3-92　口腔种植机器人的详细工作流程

目前已投入使用的口腔种植机器人按照控制模式可分为被动式(主从式、协作式)和自主式(图 3-93)。由人远程控制机械臂者称为主从式;人直接操控机械臂,机器人协助者称为协作式;自主式即机器人完全自主独立地完成种植手术(图 3-94)。根据感知方式的不同,可将口腔种植机器人分为物理感知机器人和光学感知机器人。通过传感器感受

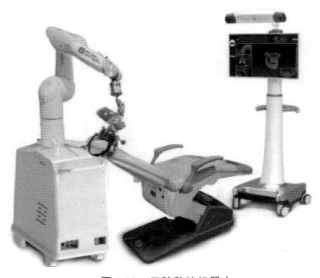

图 3-93　口腔种植机器人

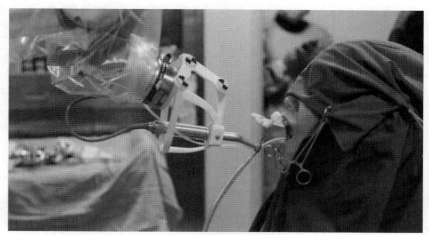

图 3-94 自主式口腔种植机器人

触觉,然后反馈调整机械臂运动的,称为物理感知型机器人。光学感知型口腔种植机器人根据感知光的不同,又可细分为主动光光学感知和被动光光学感知;被动光光学感知口腔种植机器人是在可见光环境下捕捉定位导板完成追踪定位,容易受到环境光的影响;口腔种植机器人的视觉系统能够捕捉光学部件所射出的不可见光的,则称为主动光光学感知,此类感知不易受环境光的影响。

随着静态导板技术和动态导航技术的推广应用,口腔种植的精准度和安全性得到明显提高。但是,静态导板技术存在导板制作成本高、制作周期长、种植窝洞不易冷却、术中无法调整种植方案等问题。在使用动态导航技术时,医生需要经过一段时间的培训才能适应手眼分离,而且手机定位器的重量和体积方面均较传统种植手机大,易增加术者的劳动强度。相较于静态导板和动态导航,机器人能在狭小的口腔手术空间中精准移动,对患者的张口度要求较小,避免了视觉盲区以及体位不佳等引起的人为误差,使手术精度进一步提高,降低了手术复杂性及手术创伤,实现了口腔种植微创治疗。另外,术中窝洞制备和种植体植入皆由机器人完成,基本不需要医生的学习适应过程。

口腔种植机器人的优点很多,但也有以下的不足之处。

(1)术前准备时间长。有研究表明,机器人组手术时间略长于导板组。口腔种植机器人的术前准备程序目前仍有点烦琐。接下去的研究重点就是如何在保证现有精度微创的前提下简化流程,缩短术前准备时间和术中操作时间,进一步提高效率。

(2)受制于目前的机器人制造工艺,机器设备体积仍然较大,需要较大的摆放空间。未来几年,随着人工智能技术与纳米机器人技术的进步,更小型、更迷你的机器人将会出现,机器人摆放的空间要求也将变小。

(3)口腔种植机器人的人工智能程度还不高,仍然依赖术者进行术前规划,也无法独立完成全程手术。不久的将来,人工智能在不断学习足够的术前规划的大数据和基于不同专家的种植规划规律后,将能够自主设计手术方案。

(4)由于机械臂的设计较为简单,因此目前一类机器人一般只有一个功能,带来了运营成本高、机器数量庞大的问题。将来,新型的机器人设备的兼容性将更强,能承担多种任务。

(5)目前,口腔种植机器人的运行靠的是前期设定好的程序,应变能力较差,无法根据手术过程中出现的意外及时进行调整。

(6)机器人技术还是新型技术,医生和患者接受新兴事物都需要一个过程,尤其是就诊过程中存在的医患信任问题,同样也适用于机器人。机器人手术还需要一段时间的宣传与推广。

相信随着科技的进步,以上问题未来将一一得到解决。目前已经进入 5G 时代,远程操控口腔种植机器人完成整个种植手术已具备硬件条件,手术医生即使远隔千里也能时时监控整个手术过程,这对打破地区医疗水平不均衡有着里程碑式的意义。

参考文献

[1]王大章. 与骨结合的种植牙[J]. 国外医学·口腔分册,1982,6:363-364.

[2]陈安玉. 口腔种植学[M]. 成都:四川科学技术出版社,1991.

[3]刘宝林. 全国种植义齿学术工作研讨会会议纪要[J]. 中华口腔医学杂志,1995,23(5):307-309.

[4]王兴,刘宝林. 我国口腔种植学进展[J]. 中华口腔医学杂志,2001,36(5):321-323.

[5]宿玉成. 现代口腔种植学[M]. 北京:人民卫生出版社,2004.

[6]林野. 当代口腔种植学的进展及其临床意义[J]. 口腔颌面外科杂志,2006,16(4):285-290.

[7]韩科. 种植义齿[M]. 北京:人民军医出版社,2007.

[8]周磊. 牙种植学新进展[J]. 华西口腔医学杂志,2009,27(1):8-12.

[9]LEONARD I L. Implant dentistry today:a multidisciplinary approach[J]. PICCIN,1990,1:1665.

[10]GROSSMAN L I. Transactions of the international conference on endodontics[D]. University of Pennsylvania,1973:45.

[11]BRÅNEMARK P I. Tissue-Integrated Prosthesis. Osseointegration in Clinical Dentistry[M]. Chicago:Quintessence,1985.

[12]ALBREKTSSON T,ZARB G A,WORTHINGTOM P,et al. The long-term efficacy of currently used dental implant:areview and proposed criteria of success[J]. Int J Oral Maxillofac Impl,1986,1:11-25.

[13]SUMIYA H,EIJI I,LILY T G. Osseointegration and occlusal rehabilitation[M]. Quintessence Pub. Co.,1989:22.

[14]MAURICE J F. Implant prosthodontics:surgical and prosthetic techniques for dental implants[M],Year Book Medical Publishers,1990:121.

[15]KAWAHARA. Oral Implantology[M]. Tokyo:Ishiyaku Publishers,1991.

[16]BRUNSKI J B. Avoid pitfalls of overloading and micromotion of intraosseous implants[J]. Dental lantol Update,1993,4:77-81.

[17]SPIEKERMANN H. Implantology Color atlas of dental medicine[M]. Thieme,1995.

[18]WEISS C,WEISS A. Principles and Practice of Implant Dentistry[M]. St. Louis:Mosby,2001.

[19]BUDDY D R. Biomaterials science：an introduction to materials in medicine[M]. New York：Academic Press，2004.

[20]LAZZARA R J，PORTER S S. Platform switching：a new concept in implant dentistry for controllingpostrestorative crestal bone levels[J]. Int J Periodontics Restorative Dent，2006，26(1)：9-17.

[21]陈安玉. 口腔种植学[M]. 成都：四川科学技术出版社，1992.

[22]王翰章，周学东. 中华口腔科学[M]. 2版. 北京：人民卫生出版社，2009.

[23]LÜTJERING G，WILLIAMS J C. Titanium[M]. New York：Springer，2003.

[24]DARVELL B W. Material Science for Dentistry[M]. 9th ed. Cambridge：Woodhead，2009.

[25]杨志明. 组织工程基础与临床[M]. 成都：四川科学技术出版社，2004.

[26]陈治清. 口腔生物材料学[M]. 北京：化学工业出版社，2004.

[27]VAN N R. Titanium：the implants material of today[J]. J Mater Res，1987，22：3801-3811.

[28]WILLIAMS D F. Titanium and Titanium Alloys[M]. Biocompatibility of Implant Materials，BocaRaton：CRC Press，1981.

[29]ELLINGSEN J E，THOMSEN P S. LYNGSTADAAS P. Advances in dental implantmaterials and tissue regeneration[J]. Periodontology，2006，41：136-156.

[30]MORRA M. Biochemical modification of titanium surfaces：peptides and ecmproteins[J]. European Cells and Materials，2006，12：1-15.

[31]LE GUÉHENNEC L，SOUEIDAN A，LAYROLLE P，et al. Surface treatments of titanium dental implants for rapidosseointegration[J]. Dental materials，2007，23：844-854.

[32]MENDONÇA G，MENDONÇA D B S，ARAGAŌ F J L，et al. Advancing dental implantsurface technology-from micron to nanotopography[J]. Biomaterials，2008，29：3822-3835.

[33]NARAYANAN R，SESHADRI S K，KWON T Y，et al. Calcium phosphate-based coatings on titanium and its alloys[J]. Journal of Biomedical Materials Research Part B：Applied Biomaterials，2007，85(1)：279-299.

[34]刘丹丹，赵文迪，牛菊，等. 机器人在口腔医学中的应用进展[J]. 华西口腔医学杂志，2020，38(1)：90-94.

[35]孙立宁，胡海燕，李满天. 连续型机器人研究综述[J]. 机器人，2010，32(5)：688-694

[36]柯怡芳，张耀鹏，王勇. 机器人在口腔修复领域的研发及应用现状[J]. 中华口腔医学杂志，2021，56(9)：939-944.

[37]WU Y，WANG F，FAN S，et al. Robotics in dentalimplantology[J]. Oral Maxillofac Surg Clin North Am，2019，31(3)：513-518.

[38]WIDMANN G，STOFFNER R，SCHULLIAN P，et al. Comparisonof the accuracy of invasive and noninvasive registration methods for image-guided oral implant surgery[J]. Int J Oral Maxillofac Implants，2010，25(3)：491-498.

[39]张凯，余孟流，曹聪，等. 种植手术机器人辅助完成种植手术精度的初步研究[J]. 中国医疗器械信息，2021，27(21)：25-28，53.

[40]37. 吴秦. 口腔种植机器人空间映射装置的研发及其应用研究[D]. 西安：第四军医大学，2016.

[41]KAEWSIRI D，PANMEKIATE S，SUBBALEKHA K，et al. Theaccuracy of static vs. dynamic computer-assisted implant surgery in single tooth space：a randomized controlled trial[J]. Clin Oral

Implants Res,2019,30(6):505-514.

［42］JORBA-GARCÍA A,FIGUEIREDO R,GONZÁLEZ-BARNADAS A,et al. Accuracy and the role of experience in dynamic computer guided dental implant surgery:an in-vitro study［J］. Med Oral Patol Oral Cir Bucal,2019,24(1):e76-e83.

［43］YIMARJ P. SUBBALEKHA K,DHANESUAN K,et al. Comparison ofthe accuracy of implant position for two-implants supported fixed dental prosthesis using static and dynamic computer-assisted implant surgery. a randomized controlled clinical trial［J］. Clin Implant Dent Relat Res,2020,22 (6):672-678.

（黄斯佳）

第四章 口腔材料的发展和转化

在口腔医学的发展历程中,口腔材料一直与其他学科一起持续地发展、进步。口腔医学的进步常常会促进口腔材料的改进,而口腔材料的发展对口腔医学也起着巨大的推动作用。口腔临床治疗方法的改进,大多是由新口腔材料的应用引起的。口腔新材料的出现不仅会给口腔医学带来质的飞跃,甚至会完全改变口腔医学的面貌。

第一节 传统口腔材料的发展情况

一、口腔材料的早期发展

口腔医疗的实践活动早在公元前 3000 年就已经开始,口腔材料的应用也与之同时发生。口腔材料的应用最早出现于公元前 2500 年,金冠桥出现于公元前 700~前 500 年(图 4-1)。公元 1 世纪,罗马的 Celsus 在拔除龋齿之前,曾用棉绒、铅和其他物质充填大的龋洞,以防牙齿在拔牙过程中破碎,这可能是最早的龋洞充填材料。中国唐代(618—907 年)有用银膏补齿的记载。银膏的主要成分是银、汞和锡,与现代的银汞合金很相似。16 世纪以前,口腔医学发展缓慢,主要的进步是从牙缺失修复转向龋齿充填。据记载,

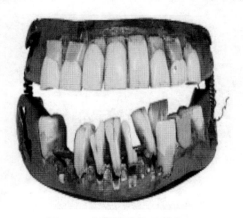

图 4-1 人类早期使用的假牙

1050—1122年,人们用研碎的乳香、明矾和蜂蜜填充龋洞。大约在1480年,意大利人Johannes Arcolanus用金箔填充龋洞,这是口腔材料应用领域的又一进步。1548年,Walter Herman撰写了第一部口腔医学专著,对口腔材料的发展产生了重要影响。

17世纪初,化学、物理学进展迅速;18世纪,口腔医学的发展加快。有人认为,可以将1728年Pierre Fauchard发表的专著——《外科牙医》,视为现代口腔医学的开端。该著作涉及口腔医学的许多领域,也描述了当时采用的各种口腔材料及口腔临床诊疗技术,其中包括用象牙制作义齿的方法(图4-2)。1756年,Pfaff描述了用蜡在口内取印模的方法,并使用煅石膏灌注模型。1770年,Jean Darcet开始将低熔点合金用于牙科。1792年,法国人De Chamant获得了瓷牙制作方法的专利,这导致了19世纪初叶瓷嵌体的问世。

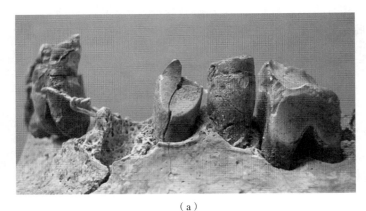

(a)

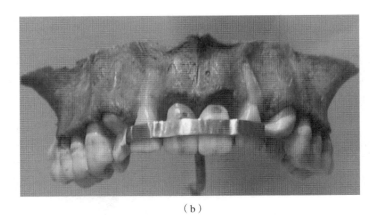

(b)

图4-2 不同材质的假牙

19世纪中期,对银汞合金的研究引起了人们对口腔材料科学的极大兴趣,至今它仍然不失为一种重要的后牙充填材料。同时期也出现了有关陶瓷和金箔口腔材料的研究报告。直至1895年,Black开始对这些散在的学术成就进行整理、完善。1842年发现的牙胶,在1847年用于根管充填。19世纪中期,氧化锌丁香酚水门汀和磷酸锌水门汀相继出现,且一直沿用至今。19世纪中叶开始采用硫化橡胶制作义齿基托,且沿用了近90年,直至 1937 年才逐渐被甲基丙烯酸甲酯基托所取代。

二、口腔材料的近代发展

20 世纪以来,口腔材料发展的特点是对各种已经被采用的材料进行精制和改进,并开始为了达到明确的目的进行化学合成和物理改性。在此期间,用丙烯酸酯树脂取代硫化橡胶制作总义齿和局部义齿基托;用非贵金属铸造局部义齿基托和修复体;用不锈钢制作正畸矫正器以及各种弹性印模材料的应用等,这些口腔材料的发展应用都大大地促进了口腔临床治疗技术的提高。

1937 年出现的丙烯酸酯树脂基托材料是合成高分子材料最早应用于口腔医学领域的实例。1960 年,聚羧酸水门汀问世;1971 年,英国学者 Wilson 综合了磷酸锌水门汀和聚羧酸水门汀的优点而开发出玻璃离子水门汀。1963 年,美国学者 Bowen 取得牙科复合树脂的专利。在复合树脂的应用逐渐扩大的同时,合成树脂类牙科黏合剂及粘结技术也迅速被开发。1940 年,纯钛和钛合金出现,其由于具有优良的组织相容性而引起医学界的重视。1960 年,多孔氧化铝陶瓷及其组织学研究报告的发表及 1978 年羟基磷灰石等生物陶瓷作为植入材料应用于口腔临床,促进了模拟人体组织成分和结构材料的发展。

20 世纪 90 年代以后,科学家借助于生物技术和基因工程的发展,将无生物存活性材料扩展到具有生物学功能的材料领域,生物医用材料的应用和发展经历了漫长的时期。金属牙冠具有较好的强度,也有较高的韧性,不像陶瓷材料一样易碎,但因为美观问题往往不单独使用,而是与陶瓷材料混合使用,即以金属材料作为内嵌物,外部使用陶瓷材料包裹,从而获得较好的性能并同时保证美观性(图 4-3)。现有的人工齿材料主要以各种陶瓷类材料为主,因为全陶瓷类材料可以做到相对美观且具有较高的强度(图 4-4)。

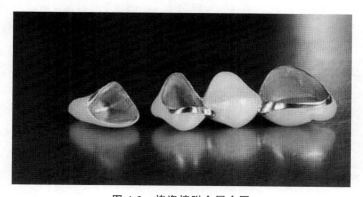

图 4-3　烤瓷熔附金属全冠

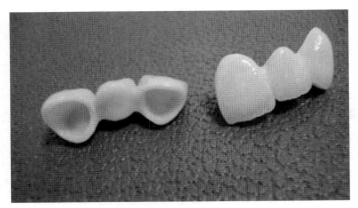

图 4-4 全瓷冠

三、口腔材料的现代发展方向

在国家科技政策和计划资助下,我国口腔医用材料已取得了长足进步。口腔医用材料目前的应用和研究热点主要集中在金属、陶瓷等高分子材料(包括种植牙、义齿、3D 打印、口腔修复等)。近年来,科技发展日新月异,新材料、新技术的涌现为口腔医学临床诊疗带来了巨大变革。新型纳米复合树脂的快速发展为患者提供了性能更加优越的生物医用材料和更加微创的修复方式。数字化技术(包括口内扫描技术、数字化诊断设计软件技术、数字化制造技术、3D 打印技术、人工智能技术、基于网络的一体化云服务技术)的大规模发展使服务于这一行业的团队变得更加高效,制作的修复体越来越精确,治疗效果也越来越好。口腔医疗和常规医疗一样,从影像分析、诊断、记录管理,到就医流程、诊断数据分析,都将逐步转变为数字化管理。数理统计、大数据分析也将推动口腔临床操作模式的变革。

虽然新技术和前沿研究正在取得重大的进展,但是基于技术及其他原因,传统材料仍将是未来 20～30 年内生物医学工程产业的基础和临床应用的重要材料。传统生物医用材料性能和生物相容性的改进和提高,亦是当代生物医用材料发展的另一个重点。

第二节　新型纳米复合树脂的发展

龋病是导致牙体缺损最常见的牙体硬组织疾病之一,目前,临床上治疗牙体缺损最常使用的充填材料是复合树脂(图 4-5)。然而,在长期的临床使用过程中,传统复合树脂暴露出强度较低、聚合收缩较大、细菌黏附聚集导致充填体边缘继发龋、充填体的美观和持久性较差等缺点。纳米技术的出现及推进为复合树脂充填材料的研究提供了新的思路,相较于传统复合树脂,纳米复合树脂(图 4-6)的很多性能都有了质的提升。若能进一步改善其综合性能,发挥其特殊性能,并减少其不良反应,则纳米复合树脂会有更大的发展潜力,对牙体缺损临床治疗的发展会有极大的推动作用。

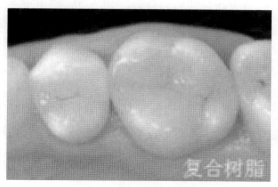

图 4-5 传统复合树脂充填

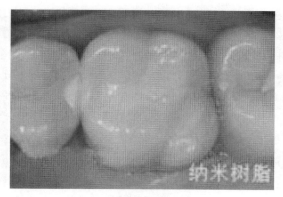

图 4-6 纳米树脂充填

一、复合树脂中纳米填料的作用

复合树脂主要由有机树脂基质、无机填料和引发体系、稀释剂、偶联剂、着色剂等组成。有机树脂基质,如双酚 A-甲基丙烯酸缩水甘油酯(bisphenol A glycidyl methacrylate,Bis-GMA)、三乙二醇二甲基丙烯酸酯(triethylene glycol dimethacrylate,TEGDMA)、氨基甲酸酯二甲基丙烯酸酯(urethane dimethacrylate,UDMA)、甲基丙烯酸羟乙酯(hydroxyethyl methacrylate,HEMA)等,主要赋予树脂材料可塑性和固化特性,并使树脂成型且具有一定的强度。引发体系、稀释剂、偶联剂、着色剂等则主要起辅助加成聚合反应、赋予材料仿真的色泽等作用。无机填料在复合树脂组分中占据重要地位(70 wt%~80 wt%),主要作为分散相和增强组分,其粒径对树脂的性能也起着关键作用。纳米填料是指结构单元尺寸为 0.1~100 nm 的超细颗粒,与传统无机填料相比,其尺寸小、表面积大、吸附能力强且化学性质活泼,可与有机单体充分结合。若将其添加到树脂基质中达到纳米水平分散,则制成的复合树脂的综合性能将大为提升。其中,主要以提升复合树脂生物化学性能为主,如抗菌防龋性能、释氟再矿化性能。具有释氟再矿化性能的纳米填料有纳米银(AgNPS)、纳米氧化锌(nano-ZnO)、纳米氧化镁(nano-MgO)、季铵盐[如甲基丙烯酰氧十二烷基溴吡啶(methacryloyloxydodecylpyridinium bromide,MDPB)]、纳米氟化钙(nano-CaF$_2$)、磷酸钙纳米颗粒(nanoparticles of amorphous calcium phosphate,NACP)、纳米生物活性玻璃(bioactiveglass,BGN)等,以上填料主要赋予复合树脂抑制菌斑生物膜形成及细菌代谢、调节脱矿及再矿化平衡等作用。

二、纳米填料复合树脂与传统复合树脂物理性能的比较

(一)物理、机械性能

1. 硬度与耐磨性

通过对不同复合树脂在口腔环境中的摩擦、磨损性能进行比较,发现传统填料复合树脂的耐磨性能低于富含纳米填料的复合树脂。与传统的改性方法相比,富含 SiO$_2$-PMMA 填料的复合树脂的分散性能更好,而且当填料添加量在 15% 左右时,其仍然可以很好地分散,而传统的偶联剂改性填料在添加量为 5% 时,就会出现明显的团聚现象;同时,添加填料 SiO$_2$-PMMA 后能提高光固化复合树脂的表面粗糙度,充填到患者口腔内时,即使咀嚼时存在一定的摩擦力,也不会引起脱落。纳米填料复合树脂的优点是其成分中的填料颗粒间隙较小,填料的含量较高,粒径也较小,因此,富含纳米无机填料的复合树脂的硬度和耐磨性能都会有所提升。

2. 力学强度

填料是复合树脂材料力学性能提升的因素之一,因此,可以通过改善填料的成分、含量等来提高复合树脂材料的力学性能。相较于传统复合树脂材料,适量的纳米纤维填料可以明显提高复合树脂的力学性能。不同含量的纳米纤维及不同的处理方法对复合树脂的硬度和强度的影响结果不同,添加适量的纳米颗粒后可使树脂获得更理想的力学性能。含量为 3 wt% 羟基磷灰石(HA)纳米纤维对牙科复合树脂材料力学性能的增强作用最明显;而当 HA 含量继续增加时,复合树脂的力学性能开始下降。可能的原因:当纤维含量较低时,填料更易在复合树脂中均匀地分散,此时,纳米纤维对复合树脂产生的是正相关的增强作用。但是,随后不断增加的纳米颗粒含量不会使复合树脂的力学性能持续增加。传统型复合树脂在口腔科牙体缺损充填治疗中应用广泛,然而其力学性能较差,用于后牙充填治疗时,需要承受较大的咬合力,往往容易导致充填治疗的失败。相比之下,纳米填料型复合树脂由于纳米填料纤维的改性,力学强度有了显著提高,因此更适用于后牙的充填治疗。

3. 聚合收缩

树脂在聚合收缩过程中会产生应力,这种应力会使牙体或充填体发生不可预见的形

变,从而导致复合树脂粘结的失败。将处理后的纳米纤维加入树脂基质中,可以很好地降低聚合收缩度。将半互穿聚合物网络添加到纤维增强型复合树脂中,复合树脂的聚合收缩度下降;再将 SiO_2 颗粒加入其中,添加 SiO_2 纳米颗粒的剂量以及聚合时的温度均可影响树脂聚合收缩的程度。传统复合树脂具备良好的操作性能,但是,有一个重要的缺点,就是其严重的聚合收缩会导致牙体与充填体之间形成微小缝隙,从而导致充填体边缘出现微渗漏。充填体边缘微漏渗会使复合树脂充填体发生着色,在复合树脂充填后出现敏感症状,可能会进一步引发继发龋和复合树脂充填体的松动甚至脱落等现象。无机填料作为复合树脂的重要成分,主要作用是赋予复合树脂良好的物理性能。随着纳米技术的出现及推进,利用其将复合树脂填料改性后,在可以控制的范围内,纳米填料复合树脂的聚合收缩程度降低,这样的复合树脂更有利于口腔临床牙体缺损的充填治疗。

(二)生物学性能

1. 毒性

纳米颗粒具有较大的比表面积,比表面积越大,通过皮肤、肺及消化道吸收的可能性就越大,可能诱发呼吸道炎症,引起组织损伤及随后的全身不良影响。纳米羟基磷灰石复合树脂材料无细胞毒性,充填体不仅可以维持健康的牙周状态,还具备优良的生物相容性能。随着纳米技术的发展及应用,纳米填料复合树脂被广泛应用,极大地改善了传统复合树脂的不足。事实上,牙髓细胞具有自我修复能力,人体内的环境比体外培养的环境更加复杂,而且复合树脂材料在光固化后的毒性成分会被稀释而降低,所以出现牙髓敏感及其他不良反应的概率不高。若纳米颗粒可以牢固地嵌入复合树脂,则对人类健康不会构成危害。但是,随着复合树脂的磨损,如果纳米粒子从复合树脂中被释放出来,则需要进一步评估其对健康的威胁。对于纳米填料复合树脂的生物安全性,仍需要大量的实验研究和长时间的临床观察进行验证。

2. 抗菌性能

传统复合树脂不具有抗菌性能,充填后牙齿容易发生龋坏甚至出现牙髓炎等并发症。为了提高复合树脂的临床疗效,必须赋予复合树脂优良的抗菌性能和防龋性能。通过不断的研究,发现相比传统复合树脂,将一些抗菌成分加入树脂基质中或将具有抗菌作用的纳米官能团键合到树脂基质上形成的纳米填料复合树脂具有优良的抗菌性能,可以有效地抑制菌斑在充填体周边附着和沉积。含有 CaF_2 的纳米填料复合树脂可以有效地稳定释放氟元素,氟元素含有抑菌性成分,因此,加入 CaF_2 后的纳米填料复合树脂具有一定的抗菌性能。将氯己定加入含有磷酸钙的纳米填料复合树脂和含有氟化物的纳米填料复合树脂中,可减少变异链球菌生物膜的形成以及抑制乳酸代谢。季铵盐抗菌型材料具备良好的杀菌潜质,对不同的口腔常见机会致病菌均具有杀伤作用,而且在一定范围内采用加强浓度的方法,可以获得更有效的作用。随着纳米技术的进展,纳米颗粒的小尺寸效应和界面效应使得抗菌离子得以高水平释放,进一步提升了抗菌性能。

3. 再矿化性能

研究具有再矿化性能的纳米填料,以期赋予复合树脂促进牙体组织再矿化的性能,降低充填后继发龋的发生率,亦是纳米填料复合树脂的重要发展方向。氟化物被广泛应用于龋病防治中,因其可在抑制牙体硬组织脱矿的同时促进再矿化。相比传统的氟化物,纳米氟化钙(nano-CaF$_2$)在保持材料良好生物学性能和氟释放浓度长效性方面具有突出特色。将具有生物活性的再矿化纳米颗粒加入复合树脂中,可在溶液 pH 值下降时释放 Ca^{2+} 和 PO_4^{3-},促进再矿化,从而达到防龋效果。磷酸钙纳米颗粒(NACP)具有高比表面积,可在较低填料水平下释放高浓度 Ca^{2+} 和 PO_4^{3-}。NACP 复合树脂的再矿化能力是释氟复合树脂的 4 倍,但其离子释放仅维持几个月。为此,科学家联合含酸性单体的 NACP 研发了可循环再补充、再释放 Ca^{2+} 和 PO_4^{3-} 的复合树脂,达到了长期抗龋及再矿化效能的目的,且对其机械性能无明显影响。将纳米无水磷酸氢钙晶须加入复合树脂中亦可释放高浓度的 Ca^{2+} 和 PO_4^{3-},且由于晶须的存在,其机械强度是改性前树脂的 2 倍。生物活性玻璃(BGN)也可释放 Ca^{2+} 和 PO_4^{3-} 等,使牙体组织形成类羟基磷灰石,并通过 Na^+ 置换唾液中的 H^+,升高 pH 值,增强抗酸性。其纳米颗粒(BGN)由于晶粒直径减小,表面积增大,因此具有更好的理化活性。

(三)美学性能

纳米填料复合树脂与传统复合树脂比较,优点在于固化后可以获得优良的层次感和色泽度,与整体的牙齿及牙龈协调一致,体现了极佳的美学充填效果;同时,抛光性能良好,经过抛光后可长久保持表面光洁度。决定充填体美学寿命的因素之一是材料的颜色稳定性,在口腔环境中,颜色稳定性是指充填体可以在一定时间内维持自身颜色稳定的一种性能,是口腔充填材料的一种主要物理性能。日常生活中经常摄入的葡萄酒、咖啡、茶等色素含量较高的食物都可在一定程度上引起复合树脂充填材料的染色甚至变色。纳米填料复合树脂的颜色稳定性优于传统复合树脂。复合树脂的透光率使充填体具有生动立体的层次性和通透性,使复合树脂更加逼真、耐用,是复合树脂充填成功的另一个重要因素。纳米填料复合树脂具有很好的透光率稳定性,体现了优良的美学性能,有效避免了充填体出现透白、死板的情况。

三、纳米填料型复合树脂的临床疗效评估

(一)微渗漏

微渗漏是指存在于牙体与充填体间不易被检测到的裂隙,口腔复杂环境中的细菌及其代谢物可以通过这些缝隙进入牙齿内部。复合树脂充填体在进入口腔环境的瞬间会覆盖一层生物膜,生物膜内的细菌及代谢物会随着生物膜的进入慢慢渗透入裂隙。聚集在裂隙内的细菌可繁殖、产酸,进而从裂隙处开始使牙齿发生脱矿。树脂聚合收缩时产生的体积收缩变形是微渗漏产生的主要原因。微渗漏可引发继发龋、牙髓感染等不良后果。纳米填料复合树脂有减小修复体微渗漏的优势。

(二)抛光度

为了延长复合树脂充填后的美观和寿命,必须预防复合树脂充填体在复杂的口腔环境中的色素沉着及菌斑堆积,所以,复合树脂充填体的表面必须尽可能光滑,即要有非常好的抛光性能。纳米填料复合树脂经彩碟抛光,可以得到良好的光洁表面。纳米填料复合树脂的磨损是基质和填料同时磨耗,相较于传统复合树脂材料,纳米填料复合树脂磨损变化更小,而且抛光性能也优于传统复合树脂。

(三)术后敏感性

相较于全冠类修复体,选择复合树脂类充填材料恢复牙体缺损更能体现微创美学的理念:尽可能保存牙体组织,同时获得良好的美观效果;临床操作较简单、方便,是医患双方更倾向于选择的牙体缺损治疗方式。另外,对于活髓牙在全冠修复后可能出现的牙髓敏感症状,纳米填料复合树脂不仅在充填术后的早期表现出较低的术后敏感发生率,还能保持良好的边缘封闭性以及美观效果,且充填治疗后并发牙髓炎的概率也比传统复合树脂低。

四、树脂材料的未来展望

随着时代的发展,在治疗牙体缺损时,医生和患者的观念都趋向于选择更加微创的方式。微创就是指,对于前牙的治疗,要在兼顾美学效果的同时,尽量减少牙体预备量并降低患者的痛苦和创伤;对于后牙的治疗,还要保证其具备足够的强度、耐磨性等物理机械性能。相较于传统复合树脂,纳米填料复合树脂具有优良的物理机械性能、操作性能、美观和持久性能,在牙体充填时利用粘结技术在不磨牙或者少磨牙的情况下就可以满足临床所需。对于临床上许多常见的牙体缺损,过去医生大多会选择冠类修复体来恢复牙齿的美观及咬合功能,但是,随着纳米填料复合树脂的出现与发展,医生和患者有了更加微创的修复方式可以选择。纳米填料复合树脂的出现不仅能使患者在较短的就诊时间内最大限度地保留健康牙体组织,还有利于维护和谐的医患关系。但是,纳米填料复合树脂仍然存在许多不确定性,其生物学性能缺乏大量的实验研究和临床观察。在复杂多变的口腔环境中,纳米填料复合树脂充填牙体后的稳定性等也有待进一步探究。

第三节 3D打印材料

目前,在口腔医学领域已经有很多材料可通过3D打印加工,其中,光固化树脂和金属材料的打印制造相对比较成熟,陶瓷和聚醚醚酮(polyether-ether-ketone,PEEK)材料的打印也在积极探索中,蜡的打印已经越来越少。本节主要结合3D打印相关技术,对以上 4 种材料的特点、加工工艺及其在牙科领域中的相关应用进行介绍。

一、光固化树脂

光固化树脂在医学领域中的应用一直吸引着学者们的极大关注，这些材料被广泛应用于矫形、假肢、修复体等的制作。光固化树脂是目前 3D 打印技术在口腔领域应用最广泛的材料，被用于制作模型、手术导板以及修复体（图 4-7 和图 4-8），在保证精度的同时，减少了手工劳动，避免了操作者主观因素带来的影响。

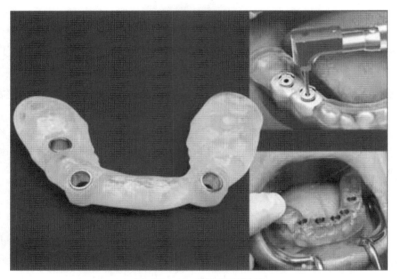

图 4-7　3D 打印种植导板

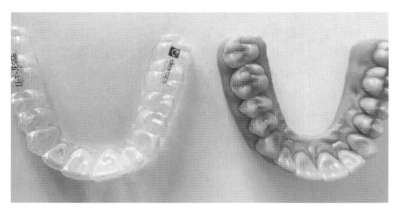

图 4-8　3D 打印树脂模型、矫治器

(一)材料组成

目前,牙科 3D 打印用的光固化树脂材料主要是液态光敏树脂,其成分主要包括低聚物、活性稀释剂、光引发体系以及少量颜料与其他助剂。其中,光引发体系包括光引发剂和相应的还原剂、促进剂。

低聚物也称齐聚物或预聚物,含有不饱和双键或环氧键等不饱和官能团的低分子量聚合物。在光固化过程中,低聚物经过引发聚合,分子量迅速上升,快速从液体变为固体。低聚物是光固化树脂的主要成分之一,对光固化树脂的主要性能起决定性作用。目前,牙科光固化打印树脂主要有环氧类预聚物(如环氧丙烯酸酯)和丙烯酸类预聚物(如聚氨酯丙烯酸酯和聚酯丙烯酸酯)两大类。在实际应用过程中,低聚物的黏度通常较大,需要配合活性稀释剂来调节体系黏度,加快材料的反应。

活性稀释剂也称为反应性单体,其主要成分是含有可以发生光固化反应双键的有机小分子,主要作用是稀释和调节黏度。按照光固化聚合原理,活性稀释剂可分为自由基活性稀释剂和阳离子活性稀释剂。由于活性稀释剂参与了光固化过程的所有反应,因此,其对光固化树脂各方面的性能都会产生影响,要根据制品的性能准确选择合适的活性稀释剂。光引发剂是一类能在紫外光区(250~420 nm)或可见光区(400~800 nm)通过吸收一定波长的能量引发单体聚合固化的化合物。光引发剂的成分和含量决定着光固化树脂的固化速度。按照光引发机理,可将光引发剂分为自由基型光引发剂(如苯乙酮衍生物和二苯甲酮衍生物)和阳离子型光引发剂(如芳香重氮盐类和芳香茂铁盐类)。光引发剂在树脂固化后会有少量残留,普通光敏树脂采用的引发剂有一定的生物毒性,往往不能通过材料的生物相容性测试。用于打印手术导板、暂时冠、树脂基托等的光敏树脂中的光引发剂能够达到生物相容性测试的需求,但这同时也是其成本较高的主要原因。

(二)材料分类

根据不同的物理化学性质及用途,3D 打印用光固化树脂可分为标准树脂、结构树脂、耐久树脂、韧性树脂和柔性树脂。

标准树脂及其应用在光固化树脂中跨度最广。在标准树脂系列中,有一种专业快速固化树脂(Draft v1 树脂,Formlabs 公司,美国),其固化速度比常规树脂快 3~4 倍,是一种理想的增材制造材料。但是,其缺点是若打印层厚不够精细,则模型表面会产生明显的阶梯效应。

结构树脂中比较典型的是一种灰色专业树脂,它能提供高精度、微伸长、低蠕变的打印零件,一般适用于概念建模、可重复使用的功能原型以及精确模板的制造成型,在口腔领域中一般作为教学模型和导板的打印材料。对于刚性结构树脂,由于材料中增加了类玻璃增强体成分,因此其具有相当高的刚性和精度,且表面光滑。这种树脂材料在牙科领域中可用于打印一些对壁厚和细节要求较高的结构,如牙冠和一些对装配要求较高的修复体。

耐久树脂由聚丙烯或聚乙烯制成,具有很高的延展性、变形性和抗冲击性,适用于低摩擦无退化表面的可压缩零件、装配体以及冲击较大的夹具的生产制造。此外,还有一类韧性耐久树脂(丙烯腈丁二烯苯乙烯),具有较高的抗拉强度和弹性模量。这类树脂有望用于打印制作活动义齿的类卡环结构。柔性树脂以聚氨酯丙烯酸酯为代表,是一类与注射成型聚氨酯弹性体相似的高弹性柔性聚合物。这种材料在保持较高柔韧性的同时,在较宽的温度范围内具有良好的弹性性能和较低的刚度。这类树脂能用于制作具有弹性变形能力的导板,但是,由于抗撕裂能力较差,因此还无法用于制作颜面赝复体。

(三)3D 打印工艺

目前,在口腔医学领域中,光固化树脂 3D 打印主要用到三类技术:立体光刻(stereolithography,SLA)、数字光处理(digital light processing,DLP)和材料喷射成型(material jetting,MJ)。

SLA 和 DLP 打印的产品具有较高的精度和光滑的表面,在保证高精度的前提下可以实现一些复杂结构的打印制造,且加工成本较低、速度较快,是目前牙科领域实用化和成熟度较高的两种技术。

MJ 技术可以通过液滴喷射控制对不同种类的树脂材料进行调配控制,可以在打印过程中加载性质不同的材料并进行调整,实现不同颜色、不同物理性能样品的制造。采用 MJ 技术的树脂打印件分辨率高、表面光洁度好、细节精细且色彩丰富。该技术现在正成为牙科领域中 3D 打印的领先技术,但设备和材料的成本较高,目前主要用于打印教学模型。

二、金属材料

(一)材料性能

目前可用于 3D 打印的金属材料(图 4-9)有铁基合金、钛及钛基合金、镍基合金、钴铬合金、铝合金、铜合金、贵金属等。口腔领域中主要使用的是钛合金与钴铬合金。钛及钛合金的强度高、比重小、耐高温、耐腐蚀且生物相容性好,在医疗器械、化工设备、航空航天、运动器材等领域有着广泛的应用。然而,钛合金自身的热传导率低,在切削时容易发生表面硬化,易对刀具产生严重磨损,进而导致机械切削困难。3D 打印技术无须切削加工便能制造复杂的形状,且对粉材或丝材的制造使得材料利用率更高,不会造成原材料的浪费,从而节约了制造成本。目前,3D 打印钛及钛合金的种类有 Ti、Ti6A14V(TC4)和Ti6A17Nb。金属材料作为 3D 打印的原材料,大多以粉末粉体形式生产应用。金属粉体的基本性能与最终成型的产品品质有着密切关系。因此,金属 3D 打印对金属材料粉体性能有一定的指标要求,主要体现在化学成分、含氧量、粉末粒度分布、粉末形貌、粉末流动性等方面。

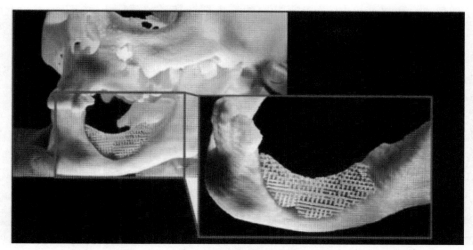

图 4-9　3D 打印金属材料

金属粉末原料的化学成分中除主要金属元素以外,还掺杂有硅(Si)、锰(Mn)、碳(C)、硫(S)、磷(P)等杂质,同时,粉体表面会吸附水或者其他气体。掺杂物的存在会使粉体熔化不均,易造成成品的内部缺陷。在成型过程中,杂质可能会与基体发生反应,改变基体的性质,给产品品质带来负面的影响。因此,需要严格控制金属原料粉体的杂质,保证金属粉体原料的高纯净度。目前用于金属 3D 打印的粉末制备技术主要以雾化法为主,若制备过程中环境含氧量较高,则金属粉体不仅易氧化成氧化膜,还会发生球化现象,影响产品的致密度。因此,在实际应用中需要对金属材料的氧含量进行严格控制,一般要求高温合金粉末的氧含量为 $0.006\% \sim 0.018\%$,钛合金粉末的氧含量为 $0.007\% \sim 0.013\%$,不锈钢粉末的氧含量为 $0.010\% \sim 0.025\%$。金属 3D 打印工艺对材料的粉末粒度要求比较高,一般要求粒度尽可能小,粉末尽可能细。粉体粒度小,粒子之间的间隙就小,松装密度高,成型后零件的致密度就高,有利于提高产品的强度和表面质量。但是,若粉体粒度过小,则粉体易发生黏附团聚,导致粉体流动性下降,影响粉料运输及铺粉均匀。不同金属粉末的制备方法会产生不同的粉末形貌,一般情况下,金属材料由气态或熔融状态转化为粉末时,形成的粉末颗粒趋近于球形;由固态转化为粉末时,形成的粉末颗粒为不规则形状。对 3D 打印金属粉末来说,一般要求粉末形貌为球形,且球形度在 98% 以上,这样可以保证粉末颗粒有较好的流动性,以方便打印过程中的铺粉及送粉。

金属粉末的流动性与粉末形貌、粒度分布及松装密度密切相关。粉末颗粒越大、颗粒形状越规则、粒度组成中极细粉末所占的比例越小,则其流动性越好。金属粉末的流动性越好,则打印过程中铺粉越均匀,送粉越稳定,打印模型质量越高。

(二)3D 打印工艺

金属材料的增材制造过程一般通过激光或电子束等能量源熔化金属原料(粉末或丝材)来实现。熔融后的材料逐层固化,形成固体结构。目前常用的金属 3D 打印技术是粉末床熔融技术(powder bed fusion,PBF),包括选择性激光烧结(selective laser sintering, SLS)、直接金属激光烧结(direct metal laser sintering,DMLS)、选择性激光熔化 (selective laser melting,SLM)、电子束熔化(electronbeam melting,EBM)等技术工艺。 同时,迅速发展的还有粘结剂喷射(binder jetting,BJ)、薄材叠层(sheet lamination,SL)等 技术,这些金属材料的增材制造方式可以达到更高的精度和更快的速度,但还没有应用于 口腔领域。SLS 和 DMLS 在烧结过程中受到烧结温度场的影响,制件中的金属粉末无法 完全熔化,导致加工的制件内部存在孔洞,表面粗糙,需要进行严格的后处理。SLM 和 EBM 工艺能够使金属粉末完全熔化,因此制件内部致密,力学性能好。SLM 技术能直接 制造出接近完全致密度的金属零件,是目前主流的金属 3D 打印技术之一。在口腔医学 领域,SLM 技术已经被广泛应用于钛、钛合金、钴铬合金等的金属冠/桥、烤瓷冠/桥基底、 活动义齿支架、全口义齿基托、个性化导板和舌侧矫正托槽的打印,充分发挥了 3D 打印 能够高效实现大批量个性化制作的优势,大大缩短了平均制作周期,提高了制作精度和成 功率,改善了修复体的力学性能,降低了制作成本,正在逐渐取代传统的铸造方式。EBM 技术与 SLM 技术的区别在于能量源为电子束。电子束穿透能力强,能量吸收率比激光 高 3 倍,扫描速度高 2 个数量级,可以完全熔化更厚的粉末层。一般电子束熔化技术的铺 粉厚度可达到 $75\sim200~\mu m$,金属粉末粒径范围为 $45\sim105~\mu m$,甚至更粗;但是,粉末粒径 大时,打印件表面比较粗糙,后续打磨抛光会使打印精度受到影响,达不到口腔修复体的 要求,比较适用于制作外科植入物。

三、陶瓷材料

(一)材料性能

陶瓷材料由于机械性能优异、生物相容性好、美学效果好等优点,被广泛应用于牙科 领域。陶瓷材料的内部键合为离子键或共价键,键合较强,因此脆性大,硬度高,一次切削 加工成型难度大。氧化锆等静压胚体切削后再烧结是目前主流的方法,但是需要逐个单 位加工,因此效率不够高。增材制造的出现为口腔瓷修复体的加工提供了一种新的方法。 陶瓷材料按照其成分可分为 3 类:玻璃基陶瓷(二硅酸锂)、树脂基陶瓷(优韧瓷)和多晶氧 化物陶瓷(氧化锆、氧化铝等)。目前,口腔医学领域的相关研究主要集中在氧化锆的 3D 打印(图 4-10)。

氧化锆陶瓷最早于 20 世纪 90 年代初被作为制作种植体的材料引入口腔医学领域。 氧化锆具有生物相容性和成骨活性,且不会引发口腔内组织的过敏反应,不会引起正常味 觉的改变。在力学性能方面,氧化锆陶瓷具有较高的强度、硬度、耐磨性、耐腐蚀性、与钢 相近的弹性模量、与铁相近的热膨胀系数,在众多陶瓷材料中拥有最高的断裂韧性。经过 多年研究,运用多层复合的、高通透性的氧化锆已经能够出色地完成美学修复。

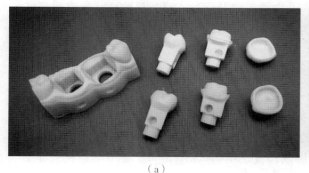
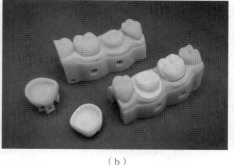

（a）　　　　　　　　　　　　　　　　　（b）

图 4-10　3D 打印陶瓷材料

（二）3D 打印工艺

由于陶瓷材料相对于其他材料呈现出熔点高、抗热震性高、可压缩性低等特点，因此目前一般先将有机或无机粘结剂材料与陶瓷粉末混合，通过打印获得初步的烧结体三维结构，然后进行脱脂（消除有机粘结剂）和烧结（增加产品的致密度）步骤，最终得到完全固结的陶瓷材料制品。所采用的增材制造成型工艺有立体光固化技术和粘结剂喷射技术。粘结剂喷射技术可以使用范围较广的材料，将各种陶瓷粉末与一些金属和聚合物粉末相互混合，在不同粘结剂作用下获得不同性能的产品。该技术目前存在的主要问题是打印件中的微孔尺寸、分布及孔隙率对制件的力学性能和疲劳性能产生影响，使其不能满足临床现有需求。粉末颗粒在铺粉过程中表面摩擦会产生静电，导致粉体发生团聚，在打印时会形成夹杂、气孔等缺陷，从而影响制件的力学性能。因此，粉体的流动性和铺展性对 BJ技术来说尤为重要。使用大粒径的粉体可以提高流动性，但可能影响到制品打印后的烧结性和致密度。相反，使用非常细的粒径会降低粉末流动性，引起相当大的团聚作用。为了克服这个问题，打印件一般需要在真空环境下通过毛细作用对渗透在孔隙中的陶瓷材料团聚来减少孔隙率，增强致密性。

与传统制造方法相比，3D 打印陶瓷制品具有制造精度高、成型速度快、模型设计自由、可个性化定制等优点，可以更好地与口腔医学的需求相契合，但也存在易分层、易产生微裂纹、致密度不足等问题。目前，不同成型工艺的陶瓷粉末或浆料的制备以及成型工艺优化是陶瓷 3D 打印的研究重点。氧化锆全瓷修复体 3D 打印制造若能取得更进一步的发展，则有望取代目前的切削方式，从而大大提高修复体的制作效率。

四、PEEK 材料

（一）材料性能

聚醚醚酮（PEEK）为线性芳香族高分子化合物，构成单位为氧-对亚苯基-羰-对亚苯基,为半结晶性热塑性塑料,是由英国帝国化学工业公司于1978年开发出来的超高性能特种工程塑料。PEEK材料弯曲模量为140~170 MPa,密度为1300 kg/m³,热导率为0.29 W/mK。PEEK特殊的化学结构表现出稳定的化学和物理性能:热稳定性高达335.8℃;力学性能在灭菌过程中不发生变化;耐水解,无毒,具有很好的生物相容性;具有优异的耐磨性和耐腐蚀性;弹性模量为3~4 Gpa,杨氏模量和拉伸性能接近人骨和牙本质。这一点比钛及钛合金、陶瓷更具有优越性,因此,PEEK有望成为钛、陶瓷之外的另一种可用于制作骨植入物与口腔修复体的重要材料。PEEK能够采用切削、注塑、3D打印等方式进行加工,其中,3D打印由于能够制作复杂结构(图4-11),且能节约原材料而引起广泛关注。

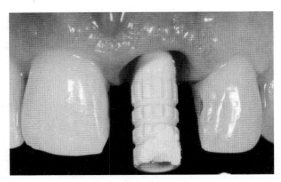

图4-11　3D打印PEEK材料

(二)材料优缺点

PEEK现在已作为一种新型的植入物材料与口腔修复材料在口腔领域得到初步应用,被用于制作颌骨植入假体、固定修复体、种植体上部结构、可摘义齿部件、赝复体等。与钛及钛合金相比,PEEK更美观、稳定、质轻,弹性模量更低,作为植入物不会造成"应力遮挡";同时,PEEK制成的卡环比钴铬合金制成的卡环具有更低的阻抗力。

CAD/CAM铣削PEEK固定修复体的抗断裂能力为2354 N,比二硅酸锂陶瓷(950 N)、氧化铝陶瓷(851 N)或氧化锆陶瓷(981~1331 N)等材料具有更高的抗断裂载荷能力,因此不容易崩裂。而且PEEK表面硬度较低,不会造成对颌牙的磨损。但是,PEEK颜色偏灰褐色,且透明度较低,因此不适合用于前牙的美学修复。

随着3D打印PEEK材料在医学领域的应用逐渐增多,人们发现,作为一种人体植入物材料,尽管PEEK具备诸多优点,但仍然存在一定的问题。其中最主要的问题是PEEK材料的化学惰性强,亲水性差,不利于蛋白黏附,植入人体后无法与人体软硬组织实现生物结合。因此,提高生物活性已成为目前PEEK作为植入物材料研究的热点。

(三)3D打印工艺

最早用于PEEK打印的工艺是选择性激光烧结(SLS)。使用SLS工艺加工PEEK

材料,不需要模具,设计制造方式灵活高效,可实现 PEEK 的 3D 打印成型。但是,粉体制备困难、制造设备价格昂贵、工艺条件严苛、制件内部易出现缺陷等原因一直限制着其发展。科学家通过热诱导相分离法,制备出形状近球形且粒径分布均匀的 PEEK 和 PEEK/CNT 复合粉体,该粉体用于 SLS 工艺表现出良好的流动性和可加工性。

近年来,熔融沉积成型(fused deposition modelling,FDM)工艺被应用于 PEEK 材料的增材制造。与 SLS 相比,FDM 在制件时的原料利用率更高、设备成本更低,且易于操作和维护。科学家们通过相关研究,发现 PEEK 的 FDM 制件翘曲严重,分层明显,且存在较多气泡。科学家们研究了 FDM 打印工艺参数与力学性能之间的关系,结果显示喷头温度、填充角度、打印速度等工艺对实验结果的影响存在差异,影响最大的是喷头温度,其次是填充角度,打印速度对试验结果的影响较小。

五、3D 打印材料的未来展望

3D 打印技术的出现和发展给各行各业的产品制造带来了颠覆性变化。在口腔医学领域,3D 打印的应用也越来越广泛,尤其是那些形状复杂、结构精细、传统机械加工技术不便实现的产品。研发新的 3D 打印材料和数字化流程设计为牙科领域个性化需求的满足提供了一种实现方法。近年来,3D 打印数字化技术为口腔医学的发展带来了巨大的推动力,口腔 3D 打印材料的研究和革新迫在眉睫。需要注意的是,目前国内对 3D 打印技术在口腔材料领域中的研究很少,临床试验也极为有限。希望今后国内能有更多的科研团队对其进行深入研究。相信在不久的将来,随着材料科学的持续发展,通过增材制造的方式,牙科领域将有越来越多的设备和产品会被更快速、更高质量地设计和制造出来,从而帮助医生更好地为患者服务。

参考文献

[1]李涛. 全瓷冠与金属烤瓷冠在牙齿修复中的效果及安全性比较[J]. 临床医学研究与实践,2022,7(14):99-102.

[2]林志强. 不同种类氧化锆全瓷冠进行前牙修复的效果分析[J]. 中国现代药物应用,2022,16(23):51-53.

[3]武忠圆,王航,付静. 防龋性牙科光固化复合树脂的研究进展[J]. 口腔颌面修复学杂志,2022,23(5):385-389.

[4]李秀臣,陈慧,代喆颖. 光敏复合树脂与纳米复合树脂在前牙美容修复中的应用效果对比分析[J]. 中国美容医学,2022,31(7):123-126.

[5]尚海艳. 3D 打印材料在牙种植中的应用与发展[J]. 口腔材料器械杂志,2022,31(4):265-269.

(李仁强)

第五章 | 数字化正畸技术在口腔正畸学中的应用现状

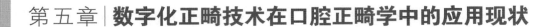

第一节 数字化技术在正畸术前诊断中的应用

口腔正畸学通过研究并矫治三维的牙齿、颌骨及颅面畸形，最终达到平衡、稳定、功能和美观的矫治目标。与传统方法相比，三维数字化技术具有精确度高、真实反映三维形态、高效便捷、可视化和可操作性高等优势，已经在口腔正畸领域中广泛应用于检查诊断和辅助临床治疗设计等方面，极大提高了诊疗的精确性，同时为个性化正畸治疗提供了有效手段，增加了评测的客观性。为了更好推动数字化技术在口腔正畸医疗领域的发展，现就目前数字化技术在口腔正畸临床中的病例资料采集、诊断设计和治疗过程中的应用进行阐述。

一、三维颜面成像

人体测量学的发展始于 19 世纪。面部软组织的测量和分析对于正颌外科学、口腔正畸学、口腔修复学、法医学和美学等学科都具有重要意义。自从 1967 年计算机断层成像（CT）和 1971 年核磁共振成像技术（MRI）问世以来，人们始终致力于开发一种通过体素表达物体内在三维结构数据的摄影方法。与 CT，MRI 不同，三维表面成像可在空间直角坐标系内对物体进行测量分析。20 世纪 40 年代出现了三维立体摄影、图像融合技术、摩尔条纹法、液晶扫描、激光扫描、结构光技术和视屏系统，这些技术虽然可提供三维图像和图像分析，却因为耗时、图像质量差和过高成本等问题而鲜有临床应用。近 10 年来随着光学技术的进步，结合结构光技术和立体摄影技术的三维颜面成像技术因其耗时少、成像精确和数据处理便捷的优势逐渐被用于临床。

牙颌畸形和颜面部审美之间联系十分密切。颜面部软组织的生长发育受其深部硬组织的影响，同时又具有相对的独立性和代偿性。在临床实践中，面部软组织形态提供了更为直观的印象，尤其是在正畸治疗和正颌手术后，患者对疗效的满意度在很大程度上取决于治疗后面部软组织改善的程度；因此，颜面部软组织的成像和测量分析越来越受到口腔正畸和正颌医师的重视。对于多数患者而言，正畸矫治的首要目的是美观，主诉的转变要求医生从制定方案时就更加注重软组织形态轮廓。然而利用面相和二维的 X 线片评估患者软组织的方法具有一定的局限性。随着数字化技术的发展,颜面部软组织三维图像信息的获取方法有莫尔云纹、激光扫描和三维立体摄影测量,三者之间各有利弊,现三维摄影测量(digital 3 dimensional photogrammetry,3DMD)系统应用较为广泛。

　　三维摄影成像 3 种方法:主动法、被动法和混合法。1997 年 3DMD 公司(Atlanta, USA)开始生产医用三维摄影产品。2001 年,3DMD 推出面部和躯干影像捕捉系统。3DMDface 系统运用了混合三维立体摄影法,其算法结合了投射的光波图像和皮肤的天然纹理(毛孔、雀斑等)拟合三维图像。该系统由 6 台捕捉二维点的相机和一个工业级的同步闪光系统构成。图像捕捉范围为 180°(耳到耳),图像捕捉速度 1.5 ms。6 台相机分立于受试者前方两侧,一侧 3 台,其中 2 台为黑白相机、1 台为彩色相机。在摄取三维图像时受试者应处于自然头位以及习惯性的咬合状态。研究表明自然头位在矢状面、冠状面以及轴面都是可重复的,因此基于自然头位的参考平面是比较准确的;相机捕捉受试者面部的反射光,生成云点阵传入电脑系统,通过算法将多个相机传入的云点阵坐标系进行拟合,合成三维立体图像。3DMD 提供名为 3DMDvultus 的可视化软件,可进行标记和标记点间距离的测量,并可将三维图像与锥体束 CT 获得的模型进行拟合,并可调用大样本量的生物力学数据库对患者的软组织变化进行模拟(图 5-1)。

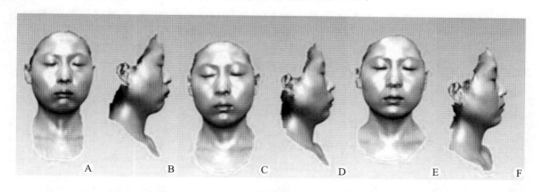

注:A 和 B 代表正畸治疗前的正侧位颌面部软组织轮廓模型;C 和 D 代表正畸治疗中的正侧位颌面部软组织轮廓模型;E 和 F 代表正畸治疗后的正侧位颌面部软组织轮廓模型

图 5-1

　　现今,患者对正畸治疗的美学需求日益增多,甚至超过了对不良功能问题的矫正,主诉的转变要求医生在制定方案时就要更加注重软组织形态轮廓。在治疗前进行三维摄影可评估治疗前的软组织状况,并展示错𬌗畸形牙代偿治疗后的软组织移动范围;在治疗中和治疗结束后进行 3D 拍摄,可做疗效对比评价。颌面部的人体测量在量化临床特征、制订治疗计划、检测治疗结果和评估纵向变化方面至关重要。三维立体摄影测量技术的进展对颅面人体测量学领域产生了巨大的影响,在口腔临床方面,已成为正畸前检查及治疗方案的制订、正颌手术面部软组织的模拟及术后评估、面部畸形的诊断、生长发育变化的研究等的有力工具。此技术在正颌手术前后软组织的疗效评估方面也起到了不可忽视的作用。Ullah 等对 13 名需行勒福Ⅰ型(Le Fort Ⅰ)截骨术的患者行术前和术后锥形束

CT(CBCT)和 3D 拍摄,运用 3DMD Vultus 虚拟手术定位下颌骨、上颌骨以及软组织术后的位置,然后对比面部各个解剖区域预测的位置与实际位置的差异,结果 3DMD Vultus 预测面部三维软组织的能力得到认可。2004 年,3DMD 公司介绍了他们新开发的 3DMD 动态(4D)系统,此系统在原来三维立体摄影的基础上加入了时间维度,能帮助人们更好地了解真正的颜面运动和功能结构,此系统提供的信息更全面和更准确。目前,其在颜面部软组织方面的应用尚无报道,未来可能会成为一个在患者最接近生理状态下观察其正畸正颌治疗前后面部软组织变化的有力手段。

　　三维表面成像技术在正畸和正颌治疗中的临床诊断、治疗设计、回顾分析、检测治疗进度评估、面部形态未来变化预测的研究方面越来越重要。通过颜面部软硬组织及牙颌的三维数字化模型整合,可以准确地将重建的颌骨、面部软组织、牙颌模型 3 种数字化三维信息联系起来,帮助正畸和正颌医师对牙颌面畸形做出更全面精确的判断与分析,选择最佳的治疗方案,并为教学和科研提供丰富的资料。三维数字化颌面部软组织模型数据库的建立,方便了医师及研究者调用数据并根据变化随时调整治疗计划,有利于进行统计分析,也为以后正畸和正颌专家的远程网上诊疗提供了可能。随着计算机技术的发展以及 4D 系统的完善,在动态情况下观察研究对象的面部软组织的生理解剖状态也许会成为另一个研究热点。未来,三维立体摄影测量有可能成为口腔临床必不可少的常规检查项目(图 5-2)。

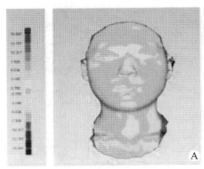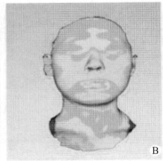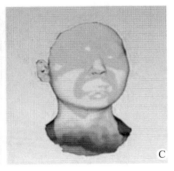

注:A 代表治疗前的模型和治疗中的模型融合,唇部浅色区域表示唇部的变化;B 代表治疗中的模型和治疗后的模型融合,唇部浅色区域表示唇部的变化;C 代表治疗前的模型和治疗后的模型融合,唇部浅色区域变大,说明模拟的正畸前后的颌面部软组织轮廓变化最大。

图 5-2　模拟治疗前、中、后颌面部软组织三维数字化模型比较

二、数字化牙颌模型

　　牙模型是患者口内结构及咬合关系的复制,在正畸临床中起着重要作用。目前最常用的是石膏模型,但存在易磨损、易丢失且耗费存储空间等缺点。现在,具有精确性、便利性及可重复性的数字化牙颌模型在临床上得到了广泛的应用。数字化模型的获取方式有多种。近年来,口内扫描作为一个新技术,以其优越性正迅速发展。口内扫描通过仪器直接获取患者口腔内的信息,通过网络直接将信息传输至矫治设计公司进行相对应的加工、诊断、设计,并生产虚拟排牙动画,使医生和患者更直观地了解矫治流程。口内扫描避免了材料的变形导致的误差,精度较高,同时省去了取模及邮寄等烦琐步骤,使整个过程更快捷简便,节省了时间,有利于远程会诊,已越来越多地应用于正畸临床。目前常用的直接扫描系统有 True Definition、Lava COS、Trios、iTero(图 5-3)、Lythos 等。但是,由于各扫描系统采用的光源、数据采集技术等各有差异,因此,其可重复性和准确性目前尚难以直接比较。数字化的牙颌模型除了可作为牙颌信息的载体外,在正畸的诊疗过程中还发挥了其他作用,包括:①个性化诊断设计,扫描患者口腔获得数字化牙颌模型数据,借助如 Ortho CADTM、Ortho Analyzer TM、Unitek TM 等软件对牙、牙列进行三维测量分析;②辅助方案制定,使用 Insignia TM 等数字化矫治系统完成排牙实验,模拟治疗过程中牙齿的移动,如推磨牙向远中、扩弓等治疗的效果;③联合应用 CAD/CAM 和 3D 打印技术设计并制作矫治器,如 3Shape 公司的 Appliance Designer TM 设计系统;④促进医患、医院间的沟通,构建网络共享数据库;⑤在三维数字模型上进行模拟托槽粘结;⑥无托槽隐形矫治技术,在三维层析、模拟矫治和个性化排牙基础上,借助 3D 打印和压膜技术制作各矫治阶段的透明压膜矫治器以完成矫治,还可辅助分析牙移动机制,主流产品有美国的隐适美 Invisalign 和国产时代天使、易美齐等;⑦个性化舌侧矫治技术,借助计算机设计个性化、完全贴合舌面的精密舌侧托槽,主要产品有德国的 Incognito 及国产的 eBrace。以上技术都是在数字化模型数据的基础上完成并实现的。

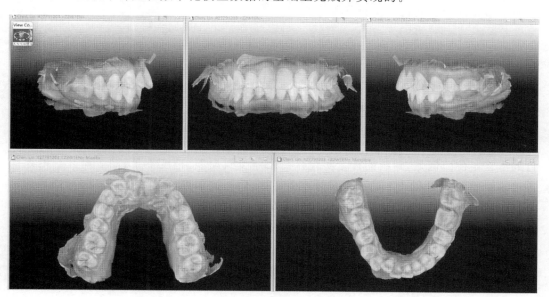

图 5-3　Itero 数字化模型

三、三维头影测量技术

头影测量分析是正畸学中评价颅颌面形态的重要诊断工具。正畸医师通过头影测量分析,判断颌骨的大小、形态、上下颌骨相对于前颅底的矢状向和垂直向关系以及上下颌骨间的相互关系。但是,传统的头影测量片是用二维的方式来展现三维的结构,尽管已被广泛接受并作为正畸治疗计划确立的标准工具,但传统的头影测量片仍然存在一些缺点,如难以定位某些参考点和标志点、图像易变形失真、存在不均等的放大伪影、左右侧颅颌面结构重叠不一致、存在测量误差等。除此之外,头颅侧位片和正位片的另一个重要缺点是缺乏横断面积和体积的相关信息。随着现代计算机科学技术的发展,医学成像系统日益丰富和改善,在过去的十几年里,产生了一种崭新的三维头影测量方法,使头影测量的精确性和可靠性得到了极大的提高,具有良好的临床应用前景。三维头影测量是利用CBCT或螺旋断层扫描技术获取患者颅颌面的三维数据,模拟患者颅颌面的三维解剖结构,构建虚拟的颅颌面结构模型,在计算机上使用相关软件进行线距、角度、比例等指标的测量分析。三维头影测量进行描记时,其测量平面由 3 个或 4 个解剖标志点来确定,而传统的二维头影测量平面则由 2 个标志点确定。与传统的头影测量片相比,三维头影测量除了不再存在左右两侧解剖结构的重叠和不均等放大伪影之外,还可分别测量颅骨左右两侧,从而提高线距和角度测量的精确性。三维的头影测量分析有利于正畸医师从三维的角度观察患者的牙颌、颅面结构,克服二维头影测量分析的不足,但现阶段尚缺乏一个被普遍接受的三维分析方法。

四、三维数字化评估及诊断

(一)牙齿移动的三维模拟系统

在正畸诊断设计中,有时为了观测预期矫治效果会进行排牙实验,即在模型上进行牙齿的重新定位。但是,传统的排牙实验存在操作步骤烦琐、精度不足、缺少对牙根的定位等诸多缺点。利用 CBCT 的牙根及牙槽骨数据,通过表面匹配技术整合口内扫描牙冠数据,建立包括牙冠、牙根、牙周软硬组织的高精度数字化三维模型,可精确实现个性化的牙移动及牙根控制,避免发生骨开窗、骨开裂,使排牙更符合个体解剖生理特征。目前,我国主流的数字化根骨矫治系统(图 5-4)通过结合口腔 CBCT 建立真实的牙根数据,并据此设计牙齿移动步骤及界限,真正实现牙齿移动的三维设计、模拟和控制。

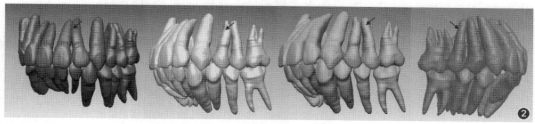

（a）减数患者数字化排牙模型示牙根不平行（箭头）

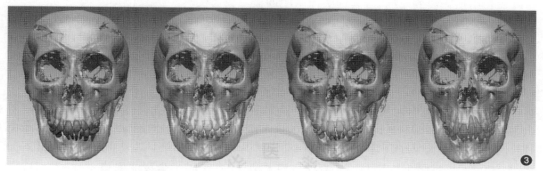

（b）合并上下颌骨信息后，减数患者数字化排牙模型示牙根外露均出现于舌（腭）侧

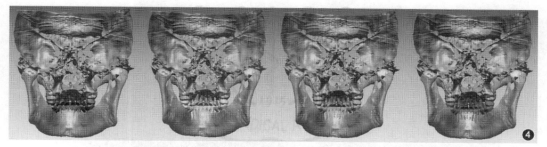

（c）合并上下颌骨数据后，非减数患者数字化排牙模型示牙根外露均出现于唇（颊）侧

注：图中从左至右依次为 Ma、Mb、Mc、Md。

图 5-4 数字化根骨矫治系统（时代天使）

（二）埋伏牙阻生位置的三维评估

在正畸临床接诊中常常出现由埋伏牙引起的错𬌗畸形、牙根吸收、感染等病理情况，严重影响了正常颅颌面发育。目前，临床多采用 CBCT 对埋伏牙进行三维信息的获取，包括埋伏牙的数目、形态、大小，与邻牙及邻近组织的位置关系，牙根吸收程度，周围囊肿及骨组织的厚度。根据 CBCT 观察与测量结果制订治疗方案，如埋伏牙开窗暴露部位、牵引方向、牵引力大小等，规避治疗风险。CBCT 的 3D 重建实现了埋伏牙完全可视化，可全方位、多角度、立体观察埋伏牙的具体位置、形态、数目、牙发育情况、萌出方向以及与邻牙及其周围组织间的关系，为临床医师提供重要的空间信息，并帮助其判断可能的萌出路径,有助于医生设计阻生牙到口腔内理想和最有效的路径,以规避或减少间接伤害(如开窗位置不准确、在牵引时造成邻牙的吸收等)。CBCT较常规放射学的一个优势是能够获得阻生牙齿的精确尺寸,这有助于临床医生估计和创造必要的空间来容纳牙弓内的牙齿。

Schubert等运用CBCT来测量阻生尖牙萌出路径的长度和预测萌出所需要的时间,与传统的2D影像测量相比,减少了由影像放大及扭曲失真造成的测量误差,提高了测量的精确度。测量结果显示,男女之间阻生尖牙萌出路径的长度及萌出所需的时间差异无统计学意义($P > 0.05$),有明显区别的是阻生尖牙开始牵引的时间,在早期牵引尖牙并没有缩短牵引所需要的时间,且女性尖牙阻生的概率较男性高。

在对儿童和青少年拍摄CBCT以判断阻生牙的位置(图5-5)时需要慎重考虑,CBCT拍摄的放射剂量高于传统的2D影像,且儿童和青少年对放射线更加敏感。当怀疑邻牙吸收或在全口曲面断层片中不能清楚地辨别出尖牙的顶点时再拍CBCT。Christell等通过随机发送尖牙阻生患者的全景片和口内X线片或CBCT影像资料邮件给正畸医师,让正畸医师制订阻生尖牙的治疗方案,通过对比全景片和口内X线片或CBCT影像资料引起治疗方案改变的比例及花费来评价CBCT的效益与成本。结果显示,大部分通过全景片和口内X线片或CBCT制订出的治疗方案是相同的,只有少部分的治疗方案是不同的,且CBCT检查阻生尖牙增加了治疗费用。因此,对于阻生尖牙的影像学检查,不应常规使用CBCT,应根据患者的具体情况来决定。

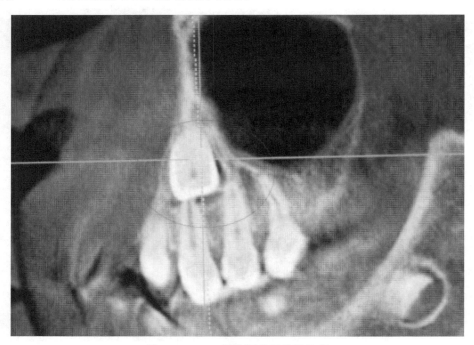

图 5-5　CBCT 精准评估埋伏牙位置

(三)气道分析

呼吸因素可影响颅颌面的发育,口呼吸通常可造成上前牙前突、上牙弓狭窄、唇肌松弛、开唇露齿、唇外翻、下颌及舌位下降、脸型变长等畸形。而在正畸临床中,上颌快速扩弓与正颌手术等治疗方法可能改变气道大小。CBCT 的应用使得正畸医生可以在三维方向对气道进行分析,实现了鼻咽、口咽、喉咽的体积、截面积、容积等数据的测算,可以更好地对呼吸因素进行诊治,正确评价正畸对气道造成的影响。

气道的形态与颅颌面的结构有着紧密的关系(如腺样体肥大造成的气道阻塞可引起腭盖高拱、下颌后旋等错颌畸形),气道形态的分析对正畸治疗计划的制订有着重要的意义。传统的头颅侧位片通常也可以用来评估气道的大小,但只能进行 2D 气道的分析,仅分析气道的前后径对气道的评价是片面的。3D CBCT 的轴向切割提供了从阴影区域投影中得到的软组织点,气道在 CBCT 的轴向上清晰可见,从而提高了气道的评估能力。

利用 CBCT 对矫治前后的气道进行分析,可以进一步了解矫治器矫治呼吸睡眠障碍的机制。侯伟等研究下颌后缩患者(20 例)佩戴 Twin-block 前后气道的变化,利用 CBCT将气道分为鼻咽、腭咽、舌咽、喉咽来进行气道容积及最小的横截面积的测量。结果显示,矫正后患者上气道的总体积显著增大,其中,腭咽体积显著增大,舌咽体积亦有增大,腭咽段上气道的最小截面积也显著增大,说明 Twin-block 能促进下颌向前移位,增加气道的容积,对睡眠呼吸障碍有很好的改善作用(图 5-6)。

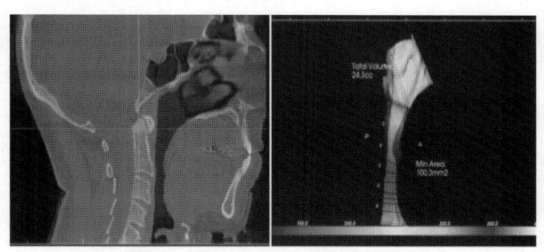

图 5-6 CBCT 显示一个患有呼吸阻塞综合征患者的气道容量

CBCT 还可以显示扁桃体和腺样体是否肿大(图 5-7)。咽旁区域的这些解剖结构会通过缩小、限制或阻塞气道而影响患者的睡眠和健康。在评估患者的睡眠障碍时,最重要的是找到病因,尤其是儿童患者,因为早期干预可以预防疾病发生并提高他们的生长发育质量。

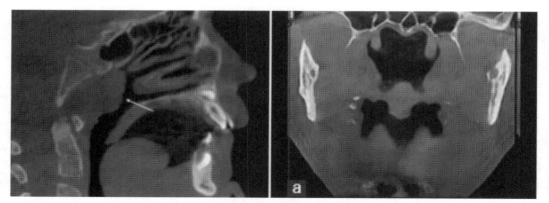

图 5-7　咽旁区域 CBCT 显示:腺样体和扁桃体增大

(四)颞下颌关节

正畸与颞下颌关节的关系越来越受到重视。正畸医生可以利用 CBCT 影像获取颞下颌关节的三维信息,准确观测关节情况,辅助正畸诊断设计。随着数字化技术发展,目前,部分软件可实现记录下颌运动并整合下颌运动与颅颌面数字化模型,从而在计算机上重现下颌运动情况并同时观察关节在运动中的变化。CBCT 图像可实现颞下颌关节的可视化,显示上下颌空间关系及咬合关系,为临床医师提供与颞下颌关节异常相关的局部和区域影响因素。通过对颞下颌关节复杂的 CBCT 图像进行全景摄影和线性透视的对比,发现 CBCT 图像更加准确,在诊断髁突形态异常和吸收方面具有较高的可靠性。

应用 CBCT 可以 3D 分析、观察颞下颌关节的骨质变化及关节间隙的变化(图 5-8),可比传统的 2D 影像更精确、更全面地分析髁突、关节窝硬组织的变化,如精确分析髁突的表面吸收、髁突骨折、髁突形态异常等。使用CBCT 分析颞下颌关节病时,需要慎重考虑所获得的信息对患者的诊治是否有帮助。例如,硬组织吸收、重塑或任何结构畸形的发现都可能是良好的记录,但可能对治疗方案没有任何影响。一般来说,CBCT 并不是检查颞下颌关节疾病(肌面疼痛、功能障碍、颞下颌关节紊乱等)的选择。

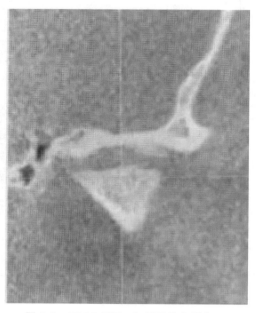

(五)下颌升支生长不对称诊断

下颌升支生长不对称(图 5-9)表明髁突区域发育异常或有创伤史,通常是良性的,但是

图 5-8　CBCT 显示:患者髁状突退化并伴随垂直向高度降低

可能会损害牙齿咬合和面部美容。这种情况也会导致咽气道形态发生变化,已经证实在进行正颌外科手术后情况会得到改善。CBCT 可视化测量升支长度有助于鉴别诊断。

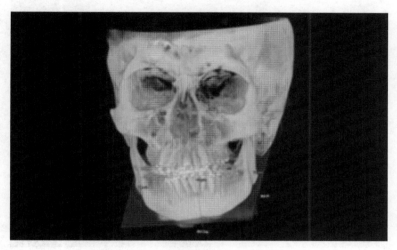

图 5-9　CBCT 显示:下颌升支不对称生长

(六)牙槽骨的评估

在正畸力作用下,牙槽骨不断改建从而实现牙移动,因此,牙槽骨状况直接影响正畸疗效和治疗后的稳定性。锥形束 CT 是测量牙弓基骨宽度的金标准,通过横断面定位,可准确地测量牙根周围的基骨骨量。三维重建后可直观地判断牙槽骨骨量,不仅治疗前可指导正畸治疗,还有利于治疗后评价疗效的安全性和稳定性。

在正畸过程中,压力侧的牙槽骨发生吸收,张力侧则发生新骨的形成。传统的影像学是 2D 的影像图片,不能准确分析牙槽骨的厚度和牙颊舌侧的骨量。CBCT 能准确分析牙槽骨在矢状向、冠状向等多视角的骨量,在正畸过程中可为牙齿在牙槽骨中移动但不至于造成骨开裂提供指导;此外,CBCT 能准确分析牙槽骨在正畸前后的变化,对治疗有良好的监测作用。Liang 等报道,在医学成像中,CBCT 的分辨率高于 X 线和 CT。Garlock 等报道了下颌骨形态变化与治疗的相关性。在下述情况拍摄锥形束 CT 以评估牙槽骨量,规避了正畸治疗中牙槽骨吸收的风险:①存在牙周组织炎症,如牙龈退缩、附着龈不足等;②需要大量扩弓的患者;③复杂的牙齿移动,如易位牙、埋伏牙等;④中度以上骨性畸形需要进行牙性代偿。CBCT 可视化图像对横向诊断也很关键,因为横向问题会导致睡眠障碍、错𬌗畸形、牙齿磨损和不适当生长。医生可以通过测量上下颌骨宽度来更好地了解它们的生长关系(图 5-10)。理想的关系是上颌骨比下颌骨宽 5 mm,在儿童早期尽早发现横向问题,可以通过上颌骨扩弓技术来纠正并最终促进颌骨正向生长发育。对于成人患者,随着微种植体支抗辅助上颌骨扩弓技术的应用和外科手术的介入治疗,横向问题已经得到了有效解决。

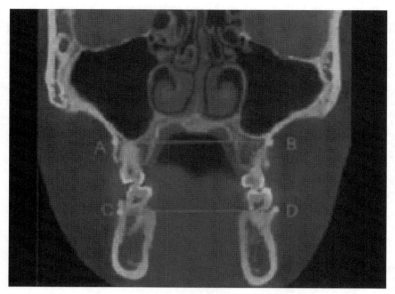

图 5-10　CBCT 显示:上下颌骨横向发育不足

(七)数字化外科

随着医疗美容技术越来越被大众所接受,更多的严重骨性错合畸形患者寻求正畸-正颌联合治疗以达到更理想的矫治效果。传统的手术制订方法主要包括临床检查、X 线头影测量分析、视觉治疗目标(visual treatment objective,VTO)分析和模型外科。前三种方法仅能从二维角度进行分析模拟,费时费力,精确性差,而数字化外科精确高效,更能满足当今的临床需求。数字化外科的主要技术包括个体数字化设计、快速成型和手术导航,通过整合 CT、口内扫描等数字化信息,利用相关软件(如 Mimics、Dolphin 3D、Geomagic Studio、Magic RP 等),建立高精度的三维模型,实现牙齿、颌骨、颜面软组织和颞下颌关节运动的整合,从而有效地辅助临床诊断和方案制订。在我国,数字化外科在临床的初步应用已经取得了良好的效果,但是,目前此类软件主要用于硬组织的评估,在软组织重建和术后预测等方面尚未获得稳定的模拟结果。

五、机器学习

(一)头影测量自动定点分析

头颅侧位片中标志点检测是定义颅颌面部软硬组织畸形分类的基础。基于解剖标志点的测量项目值为正畸医师确定最佳矫治计划提供了重要信息。传统手工头影测量中存在的问题在于其耗费时间较长,同时,标志点定位可重复性欠佳,因而可能导致颅颌面畸形问题的诊断出现偏差,进而影响治疗计划的制订。Lindner 等使用随机森林回归算法在 2 mm 范围内的成功检测率上达到了 84.7% 的精确度。近年来,不同学者使用计算机视觉的新方法对此进行了研究,其中,深度学习模型的识别准确度通常比经典机器学习技术更佳。但在实际运用中仍然存在两个主要的挑战:一个是同一标志点的局部外观形态在不同的患者中可能大相径庭;另一个在于牙齿充填物、义齿等金属修复体产生扫描伪影给图像识别造成了干扰。这两个挑战对头影测量自动定点提出了更高的要求。

(二)骨龄分析

对处于生长发育期的患者来说,骨龄的评估是影响正畸治疗方案和预后的重要因素。可在头颅侧位片上对颈椎成熟度(cervical vertebral maturation,CVM)进行评估,这是判断患者骨骼年龄和成熟度的常用方法(图 5-11)。机器学习算法受主观因素影响较小,现已有研究将其用于检测头颅侧位片上的颈椎骨龄分期。Masya 等标记了一组特定的颈椎标志点,从标志点彼此的关系中提取特征并训练模型,此方法的缺点在于需要人工定点测量,而这需要耗费时间且后续结果依赖于初始手动定位标志点的准确度。Makaremi 利用卷积神经网络(convolutional neural networks,CNN)等对图像进行预处理,并针对不同的 CVM 分期进行分类,取得了较高的准确度,具有一定的临床应用价值。

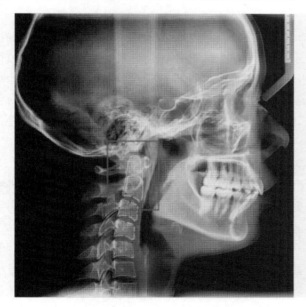
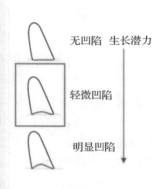

无凹陷　生长潜力

轻微凹陷

明显凹陷

图 5-11　颈椎自动定点:骨龄分析

综上所述,机器学习正在口腔正畸学领域的多个方面迅速扩展应用。机器学习可以帮助正畸医师分析患者在矫治前后生成的多种类型数据,并辅助医师更高效地进行诊断和制订治疗计划。目前,机器学习在头影测量标志点检测、拔牙矫治决策、循证分析等方面已有了较深入的研究,但总体来说,口腔正畸领域的临床研究数量仍相对较少,在临床也未得到广泛应用。机器学习还存在考虑不全面、无法明确病因、无法对结果提供解释等局限性。精准诊疗将是口腔正畸学的未来发展目标。随着更多种类和数目的病例数据的不断纳入、高质量正畸学研究的不断深入以及机器学习能力的不断提升,再加上我国病例大数据的优势,颅颌面畸形实现个性化诊疗和矫治过程监测分析指日可待,矫治效果也会越来越好。

第二节　数字化技术在口腔正畸治疗中的应用

　　数字化制造技术正深刻地影响着传统口腔制造工艺,越来越多的应用已经在口腔临床得到推广和普及;同时,更多的新技术在不断地产生及走向成熟。口腔正畸临床技术同样受益于数字化制造技术,许多正畸矫治器的生产和材料的加工正在发生革命性的改变,包括隐形矫治器、个性化舌侧矫治器、支抗种植体导板、3D打印钛板前方牵引等。以下将对这些数字化技术进行一一介绍。

一、支抗种植体导板的辅助治疗设计

　　种植体支抗已成为重要的正畸支抗形式,但由于植入部位骨量有限,植入方向和操作不当等问题,种植体植入可能损伤牙根,影响治疗效果,因此,植入部位和骨量是种植体成功的关键。Holm 等采用 CBCT 对上颌前腭骨厚度进行测量。分析结果显示,女性患者骨厚度比男性患者平均小 1.23 mm;腭中缝处的骨厚度较小,不适合植入长种植钉;前腭部植钉长度的选择应根据植入的部位和患者的年龄;由于个体差异,骨厚度并不总是足够的(≥7.0 mm),所以在前腭部插入种植钉之前,拍摄 CBCT 是合理的。医师在 CBCT 的指导下,对种植钉植入的位点及方向有了更清晰的思维路径,植入的位置更加精准。为提高种植体植入的准确性,有学者在植入区邻牙间隙插入铜丝等阻射标志物,用三维外科引导装置、三维放摄照像外科引导装置降低种植体钻孔和植入时的轨道偏差。然而,由于以上装置均在 X 线片的基础上制作,将二维信息传递至三维植入区,因此可能存在偏差。计算机辅助设计与辅助制作(CAD/CAM)技术目前已用于牙种植体导板的设计和制作,为提高正畸种植体植入的准确性,有学者利用牙种植体导板系统进行正畸种植体导板设计与制作,但存在导板制作过程复杂、成本高等问题;而且,目前商业化牙种植体导板的制作方法与流程,无法准确模拟正畸种植体植入并解决导板的充足固位与植入时充分引导的问题。近期,国内学者利用锥形束 CT 和 3D 打印技术设计并制作出微螺钉种植体导板。首先,应用锥形束 CT 不同断面图像对上下颌牙根间植入位置的骨量进行测量,确定植入位置的安全区间,指导种植体植入;然后,利用锥形束 CT 数据进行三维重建,利用快速成型技术制作正畸种植体导板,提高种植体植入的精度和安全性。

二、3D 打印钛板前方牵引的辅助治疗设计

针对上颌发育不足的安氏Ⅲ类错𬌗,可在生长发育高峰期实施快速扩弓配合前方牵引进行矫形治疗。传统前方牵引易引起前牙唇倾和拥挤度增加。有学者用钛板种植体支抗行前方牵引,将牵引力直接作用于上颌骨,从而减少牙性代偿。但是,传统钛板手术可能损伤恒牙胚,存在一定的风险。近期有学者用锥形束 CT 和 3D 打印技术设计出个性化钛板,用于前方牵引。3D 打印钛板可最大限度地贴合骨表面,并可选择骨皮质厚度,避开牙根及恒牙胚,同时控制加力方向,从而减小手术风险,使上颌发育不足的患者获得更多的骨性改建,减少牙性代偿。

三、数字化技术在隐形矫治中的应用

无托槽隐形矫治技术是数字化技术与口腔正畸相结合的最好体现之一。自 1997 年 Align 公司推出 Invisalign 无托槽隐形矫治器以来,伴随着数字化技术的不断发展,无托槽隐形矫治适应证从低难度的轻中度拥挤不齐扩展到高难度拔牙、重度深覆合等病例,让越来越多的患者享受到了数字化技术带来的福利。无托槽隐形矫治首先需通过间接法或直接法获取患者的三维数字化牙模型。间接法即采用硅橡胶印模获取患者的全牙列信息。直接法即采用口内直接扫描,目前主要的口内扫描仪有 iTero(Cadent,美国)、Trios(3Shape,丹麦)等。以 iTero 为例,医生将口内扫描仪的光学扫描探头伸入患者口内,直接对牙齿、黏膜等软硬组织进行扫描,实时获取患者三维牙数字化模型,简便、高效且精准。iTero 2 代使口内扫描从最初的口内间断扫描升级为连续扫描,熟练的医生在数分钟内即可完成口内扫描,缩短了扫描操作的耗时,提高了患者的就诊体验。通过隐形矫治,运用计算机辅助设计与辅助制造(CAD/CAM)模拟排牙,可预见矫治效果,且隐形矫治能够实现数字化模拟排牙所预设的前牙转矩。但是,现阶段的数字化技术与隐形矫治的结合还有待完善,在临床上,有时牙齿并不会完全按照虚拟排牙软件设计的方向移动,牙齿实际移动位置与目标位置可能出现偏差,因此,必要时需重新进行口内扫描和设计。

四、数字化间接粘结及个性化矫治器的制作

托槽和正畸弓丝的定位决定了正畸中牙齿的位置,间接粘结以其准确的托槽定位和大大缩短的临床椅旁时间赢得了广大正畸医师的青睐,但相对烦琐的转移托盘制作过程和实验室步骤又使其发展相对受阻,而在数字化诊断设计和虚拟排牙指导下的托槽定位及间接粘结托盘的转移与制作可极大节省以往实验室步骤的时间(图 5-12);应用 3D 打印技术直接生产转移托盘可避免多次转移造成的材料塑形形变和误差累计,提高间接粘结托盘的精确性;更关键的是,以最终咬合状态为指导的托槽定位将超越任何托槽定位方式,最大限度地实现"精准医疗"的理念,将医师的诊断设计和矫治方案完整地通过托槽定

位和个性化弓丝形态实现。随着矫治技术的进步,人们越来越意识到以平均解剖为基础的预成矫治器并不适用于所有的牙弓与牙齿,矫治中还需进行大量的临床补偿,这些工作降低了临床效率,也影响了矫治质量。个性化设计矫治器的需求与概念体现了矫治理念的先进性,基于个性化虚拟排牙数据文件,按各牙最终位置设计矫治装置,同时形成个性化弓丝是个性化数字正畸的基本理念。

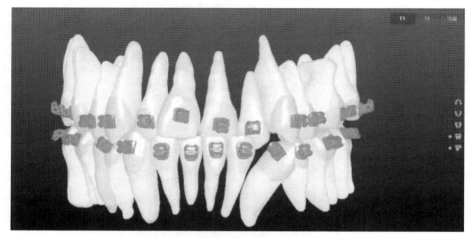

图 5-12　INSIGNIA 个性化唇侧托槽

五、个性化舌侧矫治技术

真正的个性化矫治器,应当是基于牙体、牙列的解剖基础进行的矫治器本身的个性化设计。目前,比较成熟的应用是个性化的舌侧矫治系统,最具代表性的应该是德国人Weichman 发明的个性化舌侧矫治系统。该系统可以分成以下几个步骤。

(1)诊断性排牙:制作硅橡胶印模、咬合记录;然后将它们送至技工室,由技师根据矫治方案进行排牙;排牙结果会返回给临床医生进行确认,确认无误后送回技工室。

(2)模型扫描:对排牙确认后的模型进行扫描,得到虚拟牙颌模型,并根据牙合记录建立虚拟咬合。

(3)个性化托槽设计:在虚拟模型上为每一个牙齿定制舌侧托槽。由于矫治弓丝也采用机器人个性化定制,因此,托槽在设计时并不需要过度重视槽沟的线性化,托槽的体积可以非常小,以减少舌体刺激,增加患者的舒适度。托槽形态可以根据每个牙的情况调节,底板要完全适应牙面,托槽翼也可以根据牙面的倾斜调节,减少对牙龈的刺激,同时不影响结扎效果。

(4)托槽铸造:设计完成的托槽数据由三维打印机打印蜡型,经过包埋铸造、抛光,得到实体托槽。

六、数字化外科

在正畸领域,数字化外科主要应用于以下几个方面。

（1）AI 辅助容貌分析和诊断。

（2）虚拟手术设计,可以精确模拟治疗过程中牙齿和颌骨的变化。

（3）制作数字化咬合导板、截骨导板、垫片等,提高正畸-正颌的可预见性和确定性,减少术后并发症。

（4）数字化融合体层摄影技术、螺旋 CT 等为正畸治疗中的颞下颌关节手术显示更加直观的影像。

（5）使用 Dolphin 等软件进行气道的三维重建,模拟术后气道位置,辅助下颌后缩、合并阻塞性睡眠呼吸暂停低通气综合征等病例的分析。

七、展望

数字化正畸立足于客观、定量、自动化的精准医疗理念,应用数字化、自动化和智能化的软件与硬件手段辅助医师完成高精度、个性化的诊疗操作,将彻底改变口腔正畸的现在与未来。而数字化技术在正畸领域的应用也越来越受到医师的关注,不仅因为其可提高临床工作效率、节省空间成本,还因为其可提高诊断治疗的精确性,并加强不同地区间的合作,有利于提高整体行业水平。因此,建立一套完整、规范的口腔正畸数字化诊疗流程和标准势在必行。通过网络平台建立错𬌗畸形的远程诊断、设计、治疗、矫治过程监管反馈的新型正畸诊疗模式,推动我国口腔正畸诊疗技术的数字化进程和发展,提高口腔正畸治疗水平,实现全国乃至世界范围内的优秀正畸医疗资源共享,是数字化正畸的最终目标。我国的口腔正畸事业也必将引领未来世界的先进发展方向。

参考文献

[1]刘尚愚,冯云霞. 三维数字化技术在口腔正畸学中的应用[J]. 国际口腔医学杂志,2017,44(3):350-353.

[2]王伟财,周晨,于潇楠,等. 数字化模型分析和头影测量技术在口腔正畸实验教学的应用[J]. 中华口腔医学研究杂志(电子版),2017,11(6):376-380.

[3]聂萍,姜宁,朱妍菲,等. 数字化口内扫描和三维模型分析技术在口腔临床教学中的应用[J]. 组织工程与重建外科杂志,2020,16(5):433-436.

[4]周少云,潘杏兰,朱双林,等. 安氏Ⅲ类错𬌗导致上气道改变的数字 X 线头影测量分析[J]. 中国民康医学(上半月),2008,20(7):618-622.

[5]高瞻,倪前伟,张蓉,等. 基于 3D 数字化技术治疗颞下颌关节损伤的临床研究[J]. 中华整形外科杂志,2015,31(2):123-127.

（林杭）

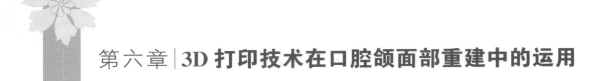

第六章 | 3D 打印技术在口腔颌面部重建中的运用

第一节　CAD 与 3D 打印技术在口腔颌面外科中的应用概况

3D 打印技术是一种以数字模型文件为基础,运用粉末状金属或塑料等可粘合材料通过逐层堆积产生的 3D 模型,是一种不同于传统制造方法的快速成型技术。目前,3D 打印技术在工业中的运用相对成熟,随着科学技术的发展,3D 打印技术已被运用于医学领域。通过磁共振成像、CT 或计算机辅助设计(CAD)软件获得的图像,可完成研究对象假体的 3D 模型设计。

近年来,3D 打印技术在口腔颌面外科诊断和治疗中的应用越来越广泛,应用范围已经不仅仅局限于传统的面部外形的简单塑造,也兼顾恢复软硬组织的形态和功能。因为颌面部畸形等问题会严重影响患者的生活质量和心理健康。随着人民生活质量的提高,心理健康也是目前新医学模式(生物—心理—社会医学模式)的关注焦点。3D 打印技术可以根据患者面部的个性化形状和大小来选择材料并进行精细制作,大大提高了面部修复手术的质量和手术的自主性。事实上,随着人们经济水平的不断提高,口腔颌面部重建很有可能成为 3D 打印技术最大的潜在应用领域。本节就 3D 打印技术在颌面部缺损修复中的应用进行分析。

一、CAD/CAM 技术

计算机辅助设计和计算机辅助制造(CAD/CAM)是一项利用计算机协助人们完成产品设计与制造的技术。CAD/CAM 作为专门术语出现在 20 世纪 70 年代初期,这意味着设计与制造过程的自动化和信息的集成化。CAD/CAM 技术是现代制造技术的核心技术之一。

(一)技术应用

信息时代的进步,网络、大数据的发展,以及 5G 时代的来临、工业 4.0 的时代发展,使得计算机的辅助设计软件开发广泛应用于各种制造(产品)的环节中,包括辅助设计、分析数据、互联制造等。计算机辅助设计的运用过程,即制造(产品)业进入全面数字化、信息化的过程。

同时,3D 打印技术是在工业 4.0 的新型生产制造环境下诞生的一种新兴的快速成型的生产方式。与传统的快速成型的材料减法加工制造方式相反,其是一种光固型材料按照产品造型堆积叠加的制造方法,被广泛应用于目前各种需要快速成型的产品的制造中。

(二)辅助应用

计算机辅助设计(CAD)在生产制造的环节中可以使传统的手工绘图方式做出改变。计算机应用中的设计软件可以协助设计人员完成方案对比分析、图纸设计审查、设计内容存储检索等工作,缩短了设计周期的时长,可以提升设计的效率,也有利于设计完成后的产品结构分析和生产制造的信息反馈。

计算机辅助制造(CAM)的应用可以在制造过程中使用计算机完成控制,使用辅助制造系统可以完成包括生产环境、设备状态的监控,物料流转、工艺方法的检测,测试检验、人员配备等因素的规划和管理,处理制造过程中产生的问题。

(三)应用意义

以计算机辅助设计(CAD)的应用为例,通过软件的建模功能,可以在虚拟 3D 效果中观察和验证需要建模的产品结构、外形,以及后期渲染配色的效果,从而在产品的制造前期就可以使需要设计的产品可视化并展现给需求者。利用该技术还可以将设计贯穿于整个生产的过程,通过反复的验证结构关系,以及通过 3D 打印或快速成型技术,帮助设计人员对设计方案进行优化、人机工程结构验证以及选择符合设计要求的最佳方案,在设计的过程中验证产品的质量,有效地缩短了设计完成的周期。利用辅助设计的虚拟实物效果更容易观察到在设计过程中仅依靠图纸无法验证的问题。可通过实物观测的问题来纠正设计图纸,并对最初的方案进行修改,避免产品因在制造过程中发现问题而需要重复生产所导致的材料和时间浪费。设计辅助系统也可以在生产的过程中进行管理、控制,在零部件的加工过程中也可有效地提供技术参数或直接外观比对,减少了生产制造过程中图纸不明确带来的部分阻碍。总之,辅助设计系统的带入可以有效地促进生产力的发展,在生产力发展的需求中,可以根据要求开发和组合设计软件之间的协作关系,为增强生产力提供了更大的进步空间。

数字化医学不断在临床进行转化,为临床诊疗提供高科技辅助,如 CAD/CAM 在口腔种植技术中的应用(图 6-1 和图 6-2)。数字化医学的主要部分是 CAD,包括镜像成像、自由曲面构造、有限元分析、数据分割与构造、差分分析以及图像配准技术。CAD/CAM 是快速制造技术的一种,可以系统地解读患者的图像数据,在术前规划软件的设计帮助下创建三维空间模型,更加直观地展示三维空间立体结构,为外科医师准确地确定手术切除范围,并为修复体精确设计提供可靠依据,减少了医师复杂的工作程序,减轻了医护工作量,简化了手术流程,减少了患者的创伤、就诊次数及就诊时间宽度;更重要的是,精准的设计增加了患者的满意度。瑞士 Imetric 3D 扫描仪(图 6-3 和图 6-4)是全球顶尖的牙科 3D 扫描仪研发设计生产商,其高精度扫描技术为全世界牙医生产了高质量的牙科 3D 数据。

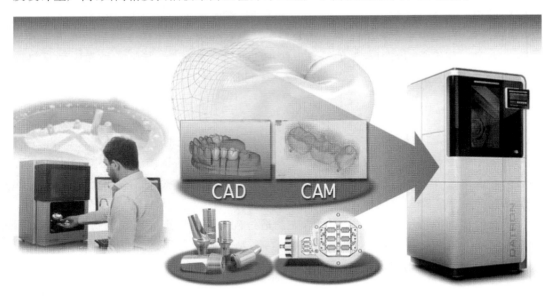

图 6-1　口腔 CAD/CAM 种植技术

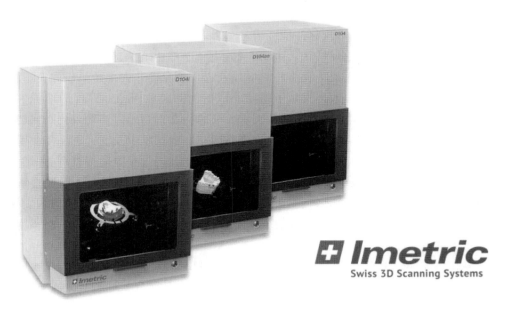

图 6-2　口腔 CAD/CAM 种植技术

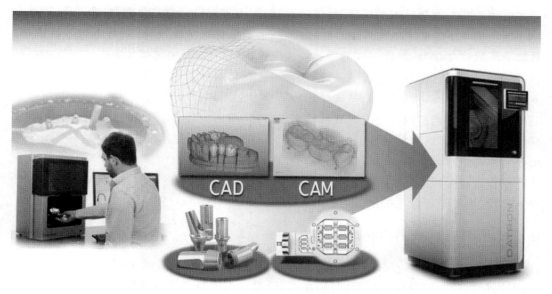

图 6-3　瑞士 Imetric 3D 扫描仪工作原理

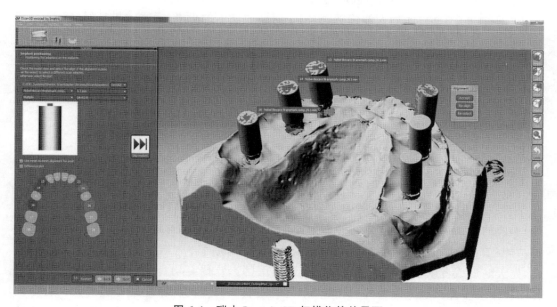

图 6-4　瑞士 Imetric 3D 扫描仪软件界面

二、3D 打印技术概况

(一)3D 打印技术简介

1984 年,有学者发明了 3D 打印,开创了打印物体的新时代。3D 打印技术作为近年开发应用的新型制造技术,发展时间虽然短,但是随着硬件及软件的发展,其在制造行业中逐渐占据了不容忽视的地位。3D打印是一个制造的设备系统,通过计算机导入数字、数据分析后建立模型,设计完成的模型转化成数据坐标程序;通过打印的方式将光固型材料按照数字模型打印成实物模型;通过在光固化材料表面发射具有特定波长和强度的激光来创建单层形态,待其凝固;另一层在升降平台上下移动时固化;重复以上步骤后形成三维立体结构。当前的打印方式有材料逐层打印、液态打印等。随着打印可选材料的多样化发展,打印出的物品在物理性能以及外观上都可以达到使用需求,不再是只提供参考的模型样品,也可以进行小批量化的产品生产。同时,应用3D打印技术,可以完成常规生产制作过程中减制作工艺无法完成的非常复杂的物件的制造,极大地满足了设计者的设计需要,为设计可行化提供了可靠的生产方式。

(二)3D打印技术的特点

3D打印技术可在特定条件下完成生产制造,根据不同的需求完成定制化产品。例如,在医疗行业中运用骨头的3D打印技术,可以制作出与患者自身的骨头完美结合的替代结构,用来替代坏死的部分,同时可以有效地承担起相应的物理替代功能需求。21世纪初,还出现了3D打印的人体膀胱,应用于膀胱成型术的患者,手术效果良好。

目前,3D打印技术已广泛应用于骨关节外科、烧伤整形外科、器官移植等多个领域(图6-5)。3D打印首先需获取物体的3D打印图像,CT扫描尤其是锥形束CT是临床常用的方法;然后,将医学图像导出到建模软件中,将它们处理成由正空间(positive space)代表实际硬组织的模型或由负空间(negative space)代表中空组织的模型;最后,导入打印软件打印,制作出成品3D立体模型。

三、3D打印技术在颌面外科中的应用概况

颅颌面组织是指由牙齿、骨骼、肌肉、软骨和韧带以及它们的支撑结构(如血管和神经)形成的复杂系统,担负身体的许多关键功能。只有这些结构协同作用,机体的许多关键功能(如言语、呼吸、吞咽等)才能正常运行。由于颌面部解剖结构复杂,因此,颌面外伤、先天畸形或者缺损修复重建等对颌面外科医师诊疗修复均是一项巨大的挑战,而3D打印技术基于此被引入颌面外科领域,作为解决颌面修复的方案之一。另外,3D打印技术还可与各种支架材料和细胞兼容,所以3D打印技术也代表着颌面部仿生组织构建的前沿。

目前,3D打印技术最常应用的方向是精确模拟硬组织(如骨骼)。颌面部手术通常涉及骨手术(如截骨术、骨折手术和颌骨重建术),这为寻找新兴3D打印技术的模式提供了理想的领域(图6-6)。除了涉及骨骼的复杂三维解剖外,颌面外科还具有对称性和功能性的要求,适用3D打印模拟。在大多数情况下,3D打印不仅可以提高颅颌面外科手术的准确性,还可以节省手术时间、减少患者创伤和提高患者的满意度。

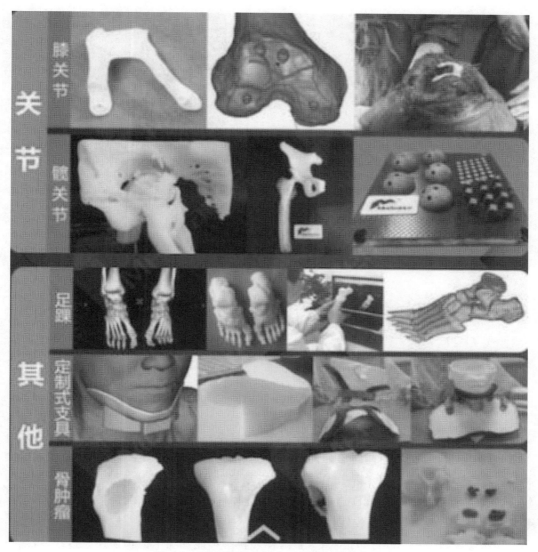

图 6-5　3D 打印技术在人工关节制作的应用

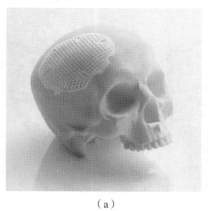

（a）

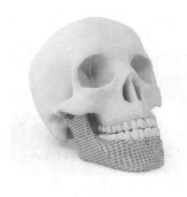

（b）

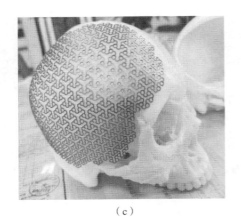
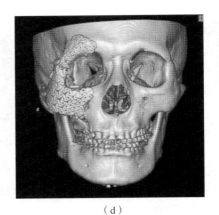

（c） （d）

图 6-6　3D 打印技术在颌面部修复重建中的应用

第二节　颌面外科中 3D 打印技术的使用分类

一、使用 3D 打印轮廓建模

轮廓模型是颅颌面外科中最常用的 3D 打印技术,轮廓模型代表正空间模型,即患者的成像解剖结构,是 3D 打印对象,因此,3D 打印可清晰直观地复制患者的特异性解剖结构,然后根据 3D 模型模拟术前手术计划,预先塑造钛板等硬件,比在术中塑造更为简便快捷。临床研究指出,采用 3D 建模后在模型上预弯钛板成型的手术效果较传统方式好,手术时间短且容貌改善效果较好。

虚拟手术计划与 3D 打印技术相结合,使外科医师能够在术前预演还原过程,可缩短手术时间,且复位更精确。3D 打印的轮廓建模有助于对复杂的粉碎性下颌骨骨折的治疗达到更令人满意的美学效果(图 6-7 和图 6-8)。

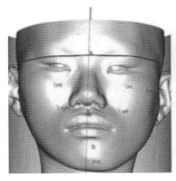
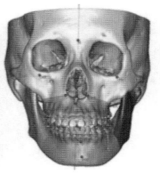
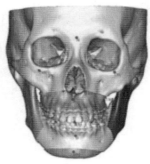

图 6-7　正颌外科使用 3D 打印轮廓建模

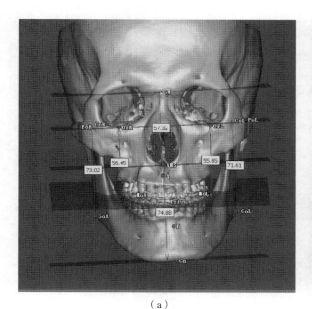 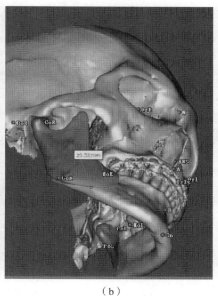

（a）　　　　　　　　　　　　　　　　　　（b）

图 6-8　数字化 3D 技术在正颌外科中的应用

二、使用 3D 打印手术导航

　　3D 打印具有精确性,使用围绕患者骨骼解剖结构的负空间来打印患者特定的模板,而该模板仅在术中适用于某些骨段,以指导精确切割、钻孔或定位。使用 3D 导板,可缩短手术时间,且能改善颌面外科手术的效果,这主要归功于术前 3D 手术模拟和使用手术导向器辅助手术的精确进行。

　　对于下颌骨和移植物的切除以及在肿瘤切除和重建期间重建缺失的部分,通常使用 3D 打印指导手术,其中一个重要的途径是指导骨瓣的制备。有研究指出,3D 打印结合 CAD/CAM 技术制作出的腓骨切割导板能够帮助外科医师精确地分割骨瓣,而且通过 3D 模拟 CAD/CAM 技术制备的骨瓣,可以预先模拟血供情况,对颌骨重建有着至关重要的指导作用。

　　对于颌面部异物,特别是较深部位的异物,若定位不准确,会给患者造成不必要的痛苦。3D 计算机辅助导航通过计算机处理模型交互,在虚拟环境中排除重要解剖结构,动态定位,确定实际位置与目标位置的偏差,提高了手术的准确性和成功率,确保手术准确完成(图 6-9)。

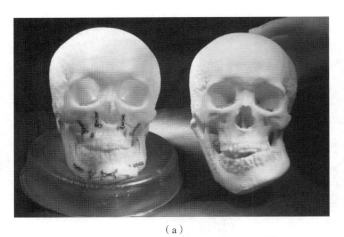

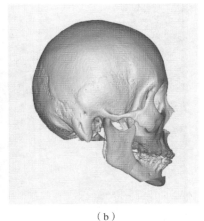

（a）　　　　　　　　　　　　　　　　　（b）

图 6-9　正颌外科 3D 打印目标定位模型

三、用作植入物的 3D 打印

3D 打印植入物为骨缺损提供了解决方案。目前，对 3D 打印植入物的要求是具有生物相容性、发挥特定功能且不被排异。未来，3D 打印物可能被用作工程组织的支架（图 6-10）。目前，在颌面外科中主要使用由钛、聚甲基丙烯酸甲酯、羟基磷灰石、聚醚醚酮、环氧丙烯酸羟基磷灰石、聚丙烯-聚酯、非特定丙烯酸树脂等组成的定制植入物。

Mangano 等借助 CAD/CAM 技术制作了严重萎缩的下颌前牙去牙槽嵴增强磷酸钙支架，植入后与牙槽骨缺损区严密贴合；2 年后，还在支架上成功种植了牙齿，患者满意度较好。因此，从目前的研究来看，3D 打印作为植入物的适用性是肯定的（图 6-11 和图 6-12）。

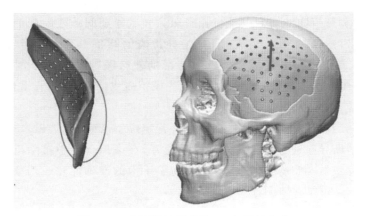

图 6-10　头面部缺损部位 3D 打印植入物

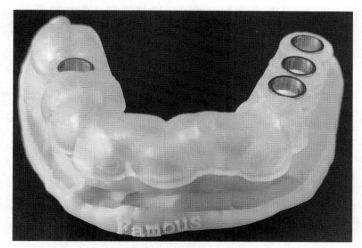

图 6-11　Famous 数字化种植导板设计＋3D 打印技术

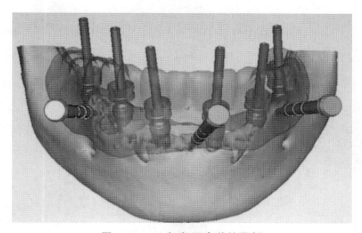

图 6-12　3D 打印牙齿种植导板

第三节　3D 打印技术在特定颌面外科手术中的应用

一、上颌骨手术

在进行正颌外科手术时,通常在常规外科导板夹板的帮助下定位上颌骨,这具有许多局限性。有研究证实了在双颌正颌外科手术中 3D 虚拟辅助手术上颌骨定位的准确性,最终得出，在临床上，CAD 中间夹板的准确性能够满足双颌手术的要求。CAD/CAM 模板为上颌骨手术计划的转移提供了可靠方法，是中间夹板技术一个很好的替代方法。

Li 等使用 CAD/CAM 模板指导截骨术和上颌骨的重新定位，对 6 例患者的研究模板使用 3D 打印技术制作，该设计符合 3D 手术计划，包括 Le Fort 截骨术和上颌骨的重新定位，并基于 CT 扫描数据在上颌骨的硬组织界标与参考平面之间进行术后测量，分析测量结果并与虚拟计划进行比较。初步结果显示，上颌位置精度（<1 mm）能够达到临床要求，且手术时间也显著缩短（图 6-13 和图 6-14）。

Mazzoni 等使用 CAD/CAM 切割导轨和定制钛板进行上颌骨重新定位，以精确复制术前虚拟计划，无须使用任何手术夹板，并明确了用于正颌外科手术的完整 CAD/CAM 工作流程；手术治疗的虚拟计划；CAD/CAM 和定制手术装置的 3D 打印（外科切割导向器和钛固定板）；计算机辅助手术（图 6-15）。

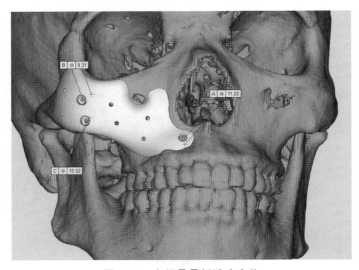

图 6-13　上颌骨骨折重建定位

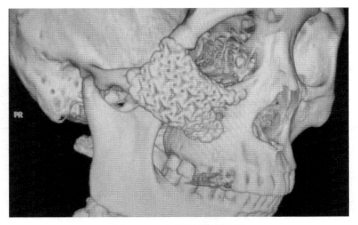

图 6-14　上颌骨骨折重建

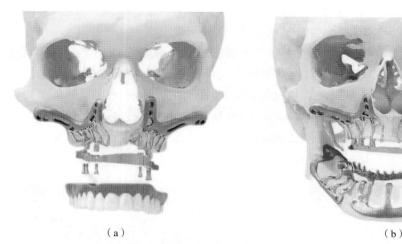

（a）　　　　　　　　　　（b）

图 6-15　CADSkills 开发 3D 打印钛上颌骨植入物

二、下颌骨手术

　　头颈部癌症患者多在术后留下面部畸形。由于解剖结构复杂,因此重建下颌骨特别困难。当进行下颌骨切除术、去除改变下颌骨轮廓的缺损组织时,下颌骨重建则更具挑战性。此外,下颌骨结构排列的任何变化均可能导致咬合不良,从而引起功能障碍。3D 打印是一种准确、快速的下颌骨重建技术。CAD/CAM 程序越来越多地用于制造医学快速成型模型,这些模型可用于下颌骨重建外科手术。

　　采用 3D 技术可缩短手术时间和全身麻醉时间,减少血液流失,使手术更精确地完成。有研究对常规程序与 3D 打印轮廓模型手术导航指导下颌骨重建术进行了比较,结果发现,与常规程序组相比,3D 打印组平均操作时间缩短了 2 h,且游离皮瓣尺寸更小,提示特异性的 3D 打印技术提高了手术效率。

　　正颌外科专门矫正颌骨咬合不良引起的颌面畸形。传统上,根据患者特定的石膏模型,由技师制造夹板,而现在,3D 打印技术越来越多地用于术前计划与咬合关系的转移中。Adolphs 等对 10 例患者进行了试点研究,通过计算机辅助 3D 打印技术制作咬合导板。结果显示,8 例患者使用 3D 打印导板达到了较为理想的咬合关系。

　　恶性口腔癌和鼻咽癌的放射性骨坏死是最严重的并发症之一,为了控制感染和减轻疼痛,在晚期放射性骨坏死的治疗中,可能会行下颌骨切除的根治性治疗。尽管使用游离皮瓣可以治疗复杂的颌面部缺损,但下颌骨放射性骨坏死的复杂缺损修复仍十分具有挑战性。Man 等报道了术前运用 3D 生物模型规划和流动径向前臂皮瓣成功游离了腓骨皮瓣,取得了较为满意的效果。Schepers 等报道了另外一种下颌骨重建方法,即在 3D 打印虚拟技术的帮助下,用 3D 打印假体置换切除的下颌骨,而且还在打印体上装上了义齿。由此可见,可以通过 3D 虚拟技术完成下颌骨重建规划和即刻假体加载。

　　下颌角骨切除术是一种通过切除突出的下颌角来矫正颌面部畸形的方法,但由于无法直视手术部位,视野受限,因此手术难度较大,且易引发并发症(图 6-16)。有研究提出,可应用计算机图像引导手术模板进行下颌角骨切除术。该研究纳入了 9 例下颌角突出的患者,通过 CAD 和 3D 打印制造一对立体光刻模板,而双边下颌角骨切除术均在这些模板的指导下进行,结果,所有患者都对美容效果感到满意,模拟的下颌骨轮廓的右侧和左侧与术后下颌骨最终轮廓之间的最大壳-壳偏差分别为(2.02±0.32)mm 和(1.97±0.41)mm。这项新技术可以帮助外科医师制订更好的术前计划,并确保手术操作更准确和更安全(图 6-17 和图 6-18)。

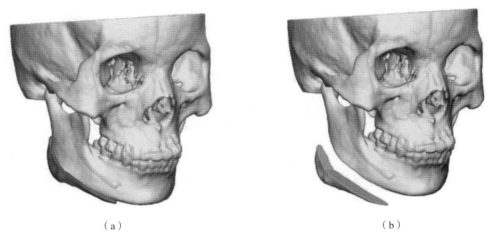

（a）　　　　　　　　　　　　　　　　（b）

图 6-16　3D 打印技术在下颌角骨切除中的应用

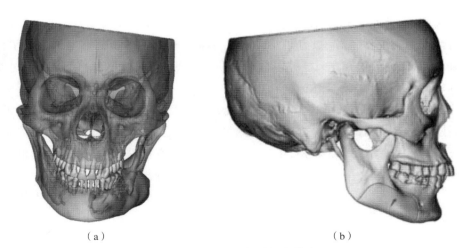

（a）　　　　　　　　　　　　　　　　（b）

图 6-17　3D 打印在下颌骨骨折中的应用

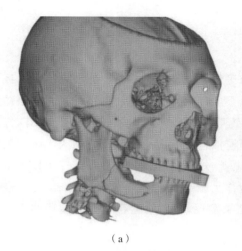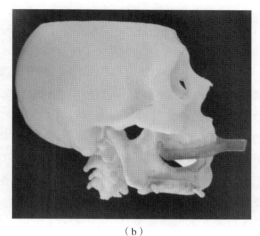

（a） （b）

图 6-18 3D 打印在下颌骨骨折中的应用

3D 打印技术也可以辅助修复下颌骨髁突骨折。下颌骨髁突骨折是比较常见的骨折，占所有下颌骨骨折的 29％～52％。髁突部位解剖结构复杂，手术操作精准是外科医师的共同愿望。有研究描述了一种基于 CAD/CAM 和快速原型制作纳米级羟基磷灰石/聚酰胺的方法，用于个体设计、制造和植入下颌骨髁突，患者最终恢复了合理的颌骨轮廓、外观以及颞下颌关节功能（图 6-19）。

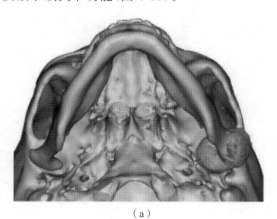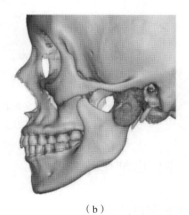

（a） （b）

图 6-19 3D 打印在髁状突骨折中的应用

另外，有医生在术前设计了一个使用 3D 打印和虚拟手术的手术导航系统（3D 手术导向器允许使用克氏针精准对准骨折处，而无需额外的解剖，也不会造成组织损伤），结果发现，通过 3D 打印技术增强的克氏针固定，可提升青少年髁突骨折的治疗效果，改善预后。

三、眶底骨折手术

对于眶底骨折,3D 打印提供了骨缺损的准确解剖,允许临床医师在术前预设钛板进行眼眶重建。从理论上讲,通过调整眶板、缩短手术时间、减小眶板定位错误的风险、减少多次插入引起的软组织创伤等,可以改善手术效果。有研究评估了颅骨的镜像 3D 打印模型和用于面部创伤患者创伤性眶壁重建的预模拟合成的支架。该研究纳入 104 例眼眶缺损重建患者和 23 例眼眶创伤后缺损重建的患者,对每种情况均使用 3D 打印技术重建镜像图像,并单独制造颅骨原型模型,颅骨模型作为指导的解剖学预模拟合成支架,进行眼眶的 3D 分析,并对术后并发症进行评估。结果发现,术后眼眶容积与原体积均无显著差异(图 6-20)。

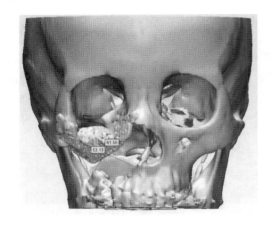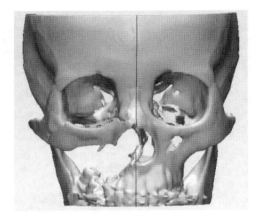

（a）　　　　　　　　　　　　　　　　（b）

图 6-20　3D 打印在眶底骨折中的应用

四、鼻部手术

鼻缺损的重建在手术和美学上均具有挑战性,特别是当涉及软骨部分时,手术结果必须在功能和美学上均可接受,而且要准确再现鼻内衬、鼻支撑、鼻呼吸、鼻覆盖、鼻形以及纹理。Horn 等描述了使用 3D 技术对恶性外周神经鞘瘤患者进行鼻腔重建;首先,在眉间和鼻腔区域进行近全部鼻腔切除术;在肿瘤切除后,动态钛网在术前通过 3D 打印模型预先进行,并重建软骨和骨结构;最后,使用相反的头皮瓣覆盖软组织缺损,实现了长期功能、美学和肿瘤学的良好结果。

Ciocca 等使用 3D 打印技术设计手术模板,引导植入物插入鼻假体;首先,使用虚拟手术软件计算植入物的最佳位置,并将位置转移到 CAD 建模软件上;然后,设计手术指导,使用快速原型系统打印三部分模板,模拟手术标记提升皮瓣之前皮肤的切口指导以及用于骨钻的手术指导；最后，通过测量植入物轴的倾斜度（角度偏差）和植入物顶点的位置（顶点偏差）来评估计划放置位置与最终放置位置之间的准确度，此方法可行性高。

五、展望

目前，3D 打印技术已经从最初的模型制作转变为手术指导。随着信息技术的发展和各种打印技术的改进，3D 打印技术将进一步渗透到口腔医学的各个领域，特别是颌面外科。3D 打印技术在颌面外科中的应用具有十分重要的现实意义，而随着 3D 打印技术的发展，以及高性能、高质量、低成本材料与技术的出现和 CAD/CAM 等计算机辅助软件的普及，3D 打印技术在颌面外科中的应用前景将更加广阔。但是，由于 3D 打印制作成本高，且需要特殊的生产设备，因此，其在临床医学领域中的普及仍存在许多问题，未来需要对其进行更深入的探索。

参考文献

[1]屠盖雪，羊书勇.3D 打印技术在口腔颌面外科治疗中的应用进展[J]. 山东医药.2022,62(26)：112-115.

[2]李学盛，张明.3D 打印颌骨技术在口腔颌面外科临床教学中的应用效果评价[J]. 中国美容医学,2018,16(4):143-145.

[3]GHAI S,SHARMA Y,JAIN N,et al. Use of 3D printingtechnologies in craniomaxillofacial surgery:a review[J]. Oral Maxillofac Surg,2018,22(3):249-259.

[4] ADEEB ZOABI,IDAN REDENSKI,DANIEL OREN,et al.3D printing and virtual surgical planning in oral and maxillofacial surgery[J]. J Clin Med,2022,11(9):2385-2409.

[5]HUANG Y H,LEE B,CHUY J A,et al. 3D printing for surgical planningof canine oral and maxillofacial surgeries[J]. 3D Print Med,2022,8(1):17-24.

（王倩）

第七章｜牙髓再生治疗术

第一节　牙髓再生治疗的发展

口腔医学的发展大多以口腔材料或技术的进步为标志。自从有了牙科治疗,使用惰性材料(如银汞合金、复合树脂等)代替病变的或缺失的牙齿组织进行修复性的替代治疗就一直是口腔医学治疗的主流。如何诱导产生新的牙齿组织及其支撑组织的生物性替代是牙科治疗一直追求的目标。伴随着生物组织工程学、干细胞以及再生医学领域的不断发展,应用组织工程学的原理对干细胞、生长因子和支架进行时空上的组装,继而实现缺失组织的功能性再生成为临床上一种新的可行性治疗手段。新理念、新技术的发展也促进口腔再生治疗技术的逐步发展,其目标是诱导产生牙齿组织及其支撑组织的生物性替代。发展至今,口腔医学再生治疗的临床应用主要包括引导组织再生技术(guide tissue regeneration, GTR)或引导骨组织再生术(guided bone regeneration,GBR)、应用釉基质蛋白促进牙周组织修复再生、应用富含血小板血浆进行骨增量、使用成纤维细胞生长因子进行牙周组织再生等。20 世纪 30 年代,Hermann 博士首先报道了使用氢氧化钙[$Ca(OH)_2$]成功进行活髓保存治疗(盖髓治疗),并指出氢氧化钙覆盖活髓可以诱导形成修复性牙本质。Nygaard 教授等介绍了一种在牙髓坏死的恒牙中进行血运重建,从而重建牙髓-牙本质复合体的治疗。该治疗主要通过使用干细胞、生长因子和(或)支架材料进行时空上的组装从而实现牙髓、牙本质和牙釉质的再生。大量的临床研究表明,牙髓再生疗法在牙髓病学中的应用前景尤其突出。

根尖孔未发育完全的年轻恒牙的龋坏、外伤或者发育异常(如畸形中央尖)等可导致牙髓坏死、根尖周病变等,传统的治疗方法是根尖诱导成型术或根尖屏障术。通过完善的根管预备清理根管内的感染物质,在根管内长期封 $Ca(OH)_2$ 或三氧化矿物聚合物(mineral trioxide aggregate,MTA)诱导根尖孔进一步发育并进行根尖封闭。这些治疗方法通常能消除病变的症状和体征,但对牙根继续发育的作用很小或几乎没有。因此,经过根尖诱导成型术或根尖屏障术治疗的年轻恒牙可以认为处于发育停滞状态,牙根不再生长,牙髓失去其正常的感觉功能和防御功能,其长期的疗效有限。

牙髓再生性治疗是指基于生物学基础治疗的一种方法,目的是替代病变或坏死的部分牙髓组织或允许牙髓样组织形成以完全替代原牙髓组织。牙髓再生性治疗旨在促进根尖病变愈合,恢复牙髓的正常生理功能,包括牙根的继续发育、免疫能力和感觉功能。针对牙髓炎或牙髓坏死的年轻恒牙的治疗,研究者们利用口腔来源干细胞或根尖周组织的干细胞建立各种利于修复的微环境,提出了如牙髓血运重建术等充满临床前景的新治疗技术,从而为牙髓的再生提供了大量研究资料及可供选择的治疗手段,这些治疗的最终目标是重建牙髓-牙本质复合体的结构和正常功能。

　　20 世纪 60 年代,Nygaard 博士开创性地提出牙髓血运重建的相关机制,为牙髓再生治疗奠定了基础。他认为病变或坏死的部分牙髓组织的愈合首先是在根管系统里形成血凝块,并由血凝块促进牙髓组织愈合,这与血凝块在其他受损组织(如拔牙创口的愈合)愈合中的作用相似。对活髓或牙髓坏死的成熟恒牙进行彻底的根管清理、扩大,对死髓牙进行根管封药(氢氧化钙或抗生素糊剂);再用根管锉诱导根管内出血使整个根管里充满血液,将盖髓材料(如生物活性材料和/或 MTA 等)放置在形成的血凝块上;最后进行冠方封闭。在不同的时间(17 天至 3.5 年)对患者进行随访,拔除治疗过的牙齿并对新形成的组织进行组织学分析。所有牙齿的治疗结果都类似(图 7-1)。最早在治疗后 17 天,与病变相关的症状和体征消失;某些病例中,影像学表明根尖孔闭合。组织学分析发现,结缔组织向根管内生长,沿根管壁有不同程度的矿化组织,并且新形成的组织中包裹着矿化组织"岛"。这一发现表明,牙髓血运重建技术具有比较好的应用前景。然而,组织学分析也发现新生的结缔组织里不仅出现了如成牙骨质细胞等不希望出现的细胞类型,同时缺乏成牙本质细胞这类希望出现的细胞类型,这表明该方法没有实现牙髓的完全组织学再生。尽管存在不足,但是该研究为牙髓再生学领域的后续研究奠定了基础。

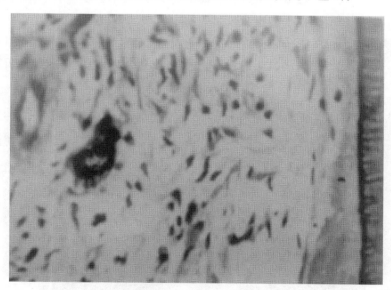

图 7-1　可见管壁上的牙骨质沉积和牙髓腔内纤维结缔组织

第二节　牙髓再生治疗相关临床机制的研究

　　牙髓组织再生治疗术应用了组织工程学的原理来修复、维持或替代牙髓组织的生物功能,其中涉及干细胞、生长因子、支架这三个因素的相互作用,旨在通过针对性地、有序地控制这三个因素来促进病变或坏死的部分牙髓组织的功能再生,最终形成功能性牙髓-牙本质复合体。

一、干细胞

　　干细胞是未分化细胞中具有自我更新和分化潜能的细胞亚群。口腔结缔组织,如牙髓组织、牙周膜组织等,具有丰富的成体干细胞群。这些成体干细胞群具有自我更新和分化潜能,可形成成纤维细胞样细胞群。成纤维细胞样细胞进一步分化形成间充质来源的组织。在口腔区域的不同组织中已经鉴定出不同的成体干细胞群。这些细胞包括根尖乳头干细胞、炎症根尖周祖细胞、牙囊干细胞、牙髓干细胞、牙周膜干细胞、骨髓干细胞、牙胚祖细胞、唾液腺干细胞、牙龈间充质干细胞、骨膜干细胞等。在这些成体干细胞群中,可能参与牙髓组织再生的干细胞应位于牙齿的根尖周区域,包括根尖乳头干细胞、炎症根尖周祖细胞、牙周膜干细胞、骨髓干细胞和牙髓干细胞。

　　根尖乳头含有大量的未分化间充质干细胞,这些细胞具有极强的增殖和牙源性分化能力。此外,根尖乳头紧邻根尖,与根管内空间相通,因此,其富含的干细胞可用于牙髓再生治疗(图 7-2)。

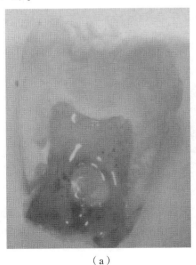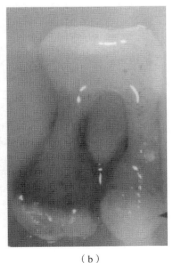

（a）　　　　　　　　　　　　　　　（b）

图 7-2　年轻恒牙根尖乳头

根尖乳头干细胞接受 Hertwig 上皮根鞘调控,通过一系列复杂的上皮-间充质相互作用来决定牙根的发育和形态。炎症根尖周祖细胞是根尖周炎患牙进行牙髓再生性治疗的另一种重要的潜在干细胞来源。此外,机械性破坏根尖组织,诱导根尖出血会释放牙周膜干细胞和骨髓干细胞,它们也可作为牙髓再生性治疗的干细胞来源。

2011 年,一项评估在牙髓再生性治疗中诱发出血后的根管内是否存在间充质干细胞的研究发现,诱发出血后的根管内涌入大量间充质干细胞,导致其间充质干细胞标记物表达增加 700 倍以上。该研究证明,牙髓再生性治疗是一种基于间充质干细胞的生物学治疗方法。这些间充质干细胞主要是根尖乳头干细胞,但也可能是来自根尖周组织的在机械刺激诱导出血后进入根管系统的牙周膜来源干细胞。

根尖炎症或根尖脓肿等存在大量炎症渗出物,根尖组织出现复杂微生物群、低氧张力、低 pH、高浓度的内毒素和炎症介质等不利的临床条件。研究表明,即使在这些不利的条件下,仍有大量间充质干细胞进入根管内。其原因可能是根尖乳头中血管密度比相邻牙髓低,但围绕根尖乳头的牙囊中血管丰富,可形成毛细血管床,为根尖乳头干细胞提供营养,即使牙髓已经完全坏死或者有严重的根尖周炎,根尖乳头仍可保持活力。因此,根尖乳头干细胞和周围的干细胞能够在根尖不利的条件下(如根尖周炎和根尖脓肿)存活并保持分化潜能。

牙髓组织作为一种疏松结缔组织,位于由牙本质围成的牙髓腔内,借狭窄的根尖孔与根尖周组织相连。在显微镜下,牙髓组织分为 4 层:成牙本质细胞层、无细胞层、多细胞层和中央层(固有牙髓)。其结构成分与机体其他疏松结缔组织基本一样,由细胞、细胞间质和细胞间液组成。牙髓组织的细胞成分主要包括成牙本质细胞、成纤维细胞、免疫细胞、牙髓干细胞等。牙髓组织周围围绕一层成牙本质细胞,成牙本质细胞具有形成牙本质功能和免疫功能,是牙髓-牙本质复合体的特征性细胞。成牙本质细胞的大小和形状随所在部位不同而不同,也和它们的功能状态有关:在髓室区为高柱状,在颈部和牙根中部呈矮柱状或立方状,在根尖区则呈扁平状;一般功能旺盛时细胞会大一些。牙髓核心区的主要细胞类型是成纤维细胞,与血管、淋巴管和神经元一起,被以胶原纤维为主组成的细胞外基质所包裹。牙髓干细胞遍布整个牙髓,主要聚集在血管周围和成牙本质细胞层附近的多细胞区,积极参与了修复性牙本质的形成过程。在控制和消除局部感染和炎症反应的情况下,免疫细胞和受损牙本质释放的梯度趋化因子被招募到损伤部位,牙髓干细胞最终分化为成牙本质细胞样细胞,促进受损的牙髓愈合形成第三期牙本质。这些由牙髓干细胞形成的第三期牙本质不同于原发性、继发性和反应性牙本质,其结构混乱,无牙本质小管结构但有细胞成分,通常称之为"骨样牙本质"。第三期牙本质在消除病因,如龋齿或创伤后才能形成并保存牙髓活力。若牙髓组织受损,甚至已经发生牙髓部分坏死,这一过程就会被中断。在这种情况下,只有在充分进行消毒后将自体干细胞募集或输送到根管内才有可能发生牙髓组织再生。另外,生物活性材料,如氢氧化钙、MTA 可以增强该细胞性修复过程。这些材料用于间接或直接盖髓治疗时,可增强牙髓本身的矿化能力。

二、生长因子

牙本质由胶原纤维(90％,Ⅰ型胶原)和非胶原基质分子(蛋白多糖、磷酸蛋白和磷脂)组成。胶原纤维充当网格或基质,为矿化提供支架。牙本质磷酸蛋白(dentin phosphoproteins,DPP)和牙本质涎蛋白是有机基质的非胶原蛋白中含量最丰富的牙本质特异蛋白。牙本质涎蛋白类似骨涎蛋白,其确切功能尚不清楚,可能在基质矿化中起作用。非胶原基质中含有一些生物活性成分(生长因子/细胞因子),可能在组织调节中起重要作用,包括转化生长因子 β-1(TGFβ-1)、转化生长因子 β-2(TGFβ-2)、转化生长因子 β-3(TGFβ-3)、骨形态发生蛋白(bone morphogenetic protein,BMP)、胰岛素生长因子(insulin-like growth factor,IGF)、生长激素(growth hormone,GH)、血管内皮生长因子(vascular endothelial growth factor,VEGF)等,这些生长因子/细胞因子及其受体存在于成釉器-牙本质乳头界面,与成牙本质细胞的分化有关。例如,TGFβ-1、TGFβ-2、TGFβ-3、BMP-2、BMP-4、BMP-6 参与成牙本质细胞的极化和分化,TGFβ-1 在成人牙髓炎症反应调节和组织再生过程中发挥重要作用。这些生长因子/细胞因子由成牙本质细胞在牙质形成初期分泌,在牙本质生物矿化后被隔离到牙本质中。但是,这些因子在遇到基质脱矿、细菌产酸(龋坏)、化学处理(EDTA 冲洗液、氢氧化钙或用于粘结修复的酸蚀剂)或修复材料(如 MTA)时会变为可溶性。

在牙髓组织形成修复性牙本质的过程中,牙本质来源的生长因子起到关键作用。这些被隔离在牙本质基质中的生长因子,经过 EDTA 溶液处理后,矿物质溶解,释放出调节祖细胞募集、干细胞分化的生长因子。牙本质基质中释放的生长因子具有多种细胞信号传导特性,可能与各种信号通路有关。长期以来,Ca(OH)$_2$ 一直被用作盖髓材料,或者用作根管消毒药物,这与其有促进牙本质释放生物活性成分包括生长因子的能力有关。Ca(OH)$_2$ 保留在修复体下面或根管中,温和且持续地溶解牙本质,使其释放生长因子。所以,临床医生通过使用能促进这些因子释放的化学处理剂和材料,如用 EDTA 等弱酸处理牙本质壁、使用 Ca(OH)$_2$ 和 MTA 等材料进行盖髓和根管内封药,来促进储存在牙本质内的生长因子释放,从而发挥其调节干细胞分化的作用。

三、支架

物理性支架是牙髓再生组织工程的一个重要组成部分。适当的支架既可以为细胞提供正确的空间位置,也可以调节细胞分化、增殖或代谢,促进营养和气体交换。一个合适的支架可能会选择性地结合和固定细胞,容纳生长因子,并随时间流逝而生物降解。支架分为天然的和合成的。天然支架材料包括胶原、糖胺聚糖、透明质酸(hyaluronic acid,HA)、脱矿或天然的牙本质基质、纤维蛋白等。合成的支架包括聚 L-乳酸(PLLA)、聚乙醇酸(PGA)、聚乳酸-共乙醇酸(PLGA)、聚己内酯、羟基磷灰石/磷酸三钙、生物陶瓷、水凝胶(如自组装肽水凝胶)等。

目前报告的大多数牙髓再生治疗方法是将出血后形成的血凝块作为支架。这个方法的优点是无须离体操作,相对简单直接,但血凝块很难形成,不具备理想支架的许多特性,如易于输送、足够的机械性能、可控的生物降解性以及可加入生长因子。此外,血凝块含有大量的造血细胞,这些细胞最终会死亡,释放有毒的细胞内酶到微环境中,可能会不利于干细胞的存活。

构建支架的另一种方法是使用自体富血小板血浆(platelet rich plasma,PRP)。PRP是自体血小板的浓集物,富含大量生长因子,可促进组织中细胞和基质的再生,优点是:①容易从自体中获取,需要的离体操作较少,在牙科治疗环境中相当容易制备;②富含生长因子。目前发现的在 PRP 中起主要作用的生长因子有 30 多种,如转化生长因子 β、胰岛素样生长因子,血管内皮生长因子等。PRP 会随着时间的推移逐渐降解,形成 3D 纤维蛋白基质,因此具有支架的一些理想特性。但是,PRP 同时存在一些缺点:需要采集静脉血;制备出的 PRP 中生长因子具有多样性和浓度不可控性;降解时间不可控且没有足以支持冠部修复体的机械强度。

水凝胶是一类由 3D 亲水性聚合物组成的支架,可吸收高达其重量数倍的水或组织液。这些吸水膨胀材料在胶体状态下易于注射,通过改变化学条件(如 pH 和渗透压的变化)或物理条件(如温度变化)可形成凝胶。这些材料具有高度可调节性、生物相容性,并且可以设计成类似天然细胞外基质样物质。水凝胶非常适用于牙髓再生学治疗,因为很容易将其注射到狭窄的根管中,并且可以加入趋化因子和血管生成因子,促进干细胞归巢和血管生成。自组装多肽水凝胶在牙髓组织工程中有巨大的应用潜力,因为其包含的短肽序列与组织中天然存在的序列类似,可以增强细胞的黏附能力和增殖能力。

有了合适的细胞来源、生长因子和支架,所得的混合物也必须以合适的形式输送到根管系统中。牙髓再生治疗需要将干细胞募集到缺乏侧支血运且远离根尖血管几毫米的管腔中。如果用基于细胞的治疗方法沿着根管系统冠根注射细胞,可能会导致多数细胞死于组织缺氧。另一种方法是将含有趋化因子的支架注射到根管内,通过趋化因子的浓度梯度,细胞与提供营养支持的血管逐渐被定向引导吸引到支架上,而不是将细胞突然输送到一个无血管的空间内(即类似于当前的血运重建术),这种方法称为细胞归巢法。细胞归巢法可使用无细胞的方法(无细胞伴随趋化因子植入)或基于细胞的方法(细胞植入含有趋化因子的支架)。另外,由于牙髓是疏松的结缔组织,周围被成牙本质细胞层包围,因此,支架内细胞和生长因子的空间排列对促进牙本质形成特别重要。

综上所述,牙髓组织再生术是以牙髓组织工程为基础,在适当的支架内置入合适的干细胞和生长因子,并以正确的空间排列输送至根管内,从而最终达到功能性牙髓-牙本质复合体再生的目标。大量研究证明,无论是根尖乳头干细胞还是牙髓干细胞,植入合成的聚乳酸-共乙醇酸支架后均能产生血管化组织,且该组织中有成牙本质细胞样细胞分化形成,并在根管壁上形成牙本质样物质。这些相关研究有力地推动了各种潜在的牙髓再生治疗方法的临床转化研究。

第三节 牙髓再生治疗的临床研究与实践

目前发表的与牙髓再生治疗相关的大多数病例报告和回顾性研究都采用了不同的血运重建术。这些治疗最初凭经验进行,操作重点在于消毒以及有意地引发出血并使其进入根管内。血运重建术的灵感主要来自牙齿创伤文献中的观察,即临床上观察到完全脱位的年轻恒牙在创伤后会出现牙髓的血管再生。从这个角度来看,过于关注牙髓组织再血管化,会忽略牙髓-牙本质复合体组织学再生所需的生长因子和支架的重要性。但是,如前所述,牙髓组织再生术是一种基于生物学基础治疗的一种方法,目的是替代病变或坏死的部分牙髓组织,重建牙髓-牙本质复合体的结构和功能,以恢复牙髓的正常生理功能。它表面上以牙髓组织工程为基础,实际上是以干细胞为基础,包括牙髓组织工程的三要素,即干细胞、生长因子和支架。这些概念和研究转变了治疗理念,传统的"不惜一切代价进行根管消毒"的观点转变为"在消毒去除病因的同时创造有利于组织工程的微环境"。我们认识到,血管生成与功能血运的建立是再生组织存活和成熟的关键条件。目前已发表的一些牙髓活力测试(如冷测或电活力测)案例的牙髓组织具有一定的活力。这表明清创后的根管空腔内有可能有充满血管支持且有神经支配的组织,即具有一定的牙髓功能恢复。

综上所述,与来自某些牙齿创伤病例(仅在少量再植牙中发生)的牙髓血运重建理念不同,牙髓组织再生治疗的核心理念是利用牙髓组织工程的原则,在适当的支架内置入合适的干细胞和生长因子,并以正确的空间排列输送至根管内,促进牙髓-牙本质复合体的重建。近年来,临床所使用的富血小板纤维,如自体富血小板血浆(PRP)以及外源性生长因子和支架正是基于组织工程学原则的牙髓再生治疗方法。

一、牙髓再生治疗的临床研究

对牙根未发育完全的年轻恒牙进行根管治疗时,一方面,由于年轻恒牙的牙根发育尚未完全,根尖孔通常为喇叭口状,因此,其根管系统的根尖部分很难清洁和成型,根管充填也难以达到根尖密合的要求;另一方面,由于年轻恒牙的根管粗大,根管壁薄而易碎,因此,牙本质壁在根管器械预备中或根管充填过程中容易折断。此外,喇叭口状的根尖孔也增加了将根管内感染物质和根充材料推入根尖周组织的风险,这些都增加了根管治疗的难度,为口腔医生带来了较大的挑战。对于根尖孔开放的年轻恒牙,传统治疗方法是根尖诱导成型术,通过控制根尖周炎症促进根尖周硬组织形成,从而使牙根继续发育或根尖孔缩小后闭合。在很多根尖诱导成型术病例中需要使用 $Ca(OH)_2$ 进行长期根尖诱导以促进根尖周硬组织形成,牙根继续发育或根尖孔缩小后闭合形成硬组织根尖屏障。但是,长期使用 $Ca(OH)_2$ 可能会降低牙根的强度,从而导致根折。临床结果研究也发现,根尖诱导成型术后牙齿丧失的主要原因是根折。同时，传统根尖诱导成型术的缺点是术后牙根一般不会进一步发育。与之相比，在进行牙髓再生治疗后，不但牙根长度和厚度增加的可能性更大，而且患牙有可能重获牙髓活力。

目前已有许多牙髓再生治疗的临床病例报告发表。虽然已发表的病例报告所用的牙髓再生治疗方法有所不同，但还是有一些共同特征：①大多数病例报告都使用了三联抗生素糊剂（环丙沙星、甲硝唑、米诺环素 1∶1∶1 混合）、$Ca(OH)_2$ 等药物进行根管封药，对根管进行消毒；②几乎所有病例都缺乏对牙本质壁的机械预备；③几乎所有病例报告的患者都是年轻患者；④大多数病例报告影像学观察到根管壁继续增厚和根尖孔闭合。

三联抗生素糊剂抗菌性较强、渗透力强且刺激性小，临床上将其应用于牙髓血管再生术中。牙本质小管中的细菌大多数为专性厌氧菌，根管消毒的目的在于消除这些细菌。甲硝唑是一种高效且价廉的药物，其主要针对厌氧菌的感染，能杀灭专性厌氧菌，且不容易引起菌群失调，也不会产生耐药菌株，另外，与其他抗生素联合应用无禁忌。但是，其对兼性厌氧菌没有效力，所以可以联用其他抗生素，如阿莫西林、米诺环素等。环丙沙星是一种广谱抗菌药物，杀菌效果较好，具广谱抗菌性，可与甲硝唑等药物联合应用于根管消毒中。米诺环素是一种广谱抗菌药物，耐药菌较少，少量使用便可产生较高的局部药物浓度，对兼性厌氧菌及厌氧菌有效。其疗效较稳定，对周围组织的破坏小，可促进周围组织的再生。根据三种抗生素的药理特性，将其联合应用，可达到良好的根管消毒作用，保证了牙髓血管再生术的治疗效果。

但是，三联抗生素糊剂较难从根管内清除，且残留的三联抗生素糊剂并非位于根管腔中，而是位于较深的牙本质小管内。残留在牙本质内的糊剂可能会影响与处理后牙本质相接触的干细胞的活性。牙髓治疗中长期广泛地使用 $Ca(OH)_2$ 进行根管封药，对根管进行消毒。$Ca(OH)_2$ 因能产生强碱性环境而具有很强的抗菌活性，在感染的根管内可达到抑菌和杀菌作用，还能提高碱性磷酸酶活性，促进根尖周组织的修复。对比三联抗生素糊剂，虽然 $Ca(OH)_2$ 对根管内某些细菌似乎不如抗生素糊剂有效，但 $Ca(OH)_2$ 对干细胞的毒性较低，能促进牙本质中重要的生物活性生长因子释放，且处理后的牙本质可以增强干细胞存活和增殖能力，另外，$Ca(OH)_2$ 较易从根管内清除。临床医生必须仔细评估每种根管内封药的优缺点，同时注意理想的药物浓度。

已发表的病例中另一个共同特点是大多数病例很少或没有机械预备。年轻恒牙牙根未完全发育，根尖孔通常为喇叭口状且根管直径大，难以对根管进行机械预备清理。年轻恒牙的根管粗大，根管壁薄而易折，进行根管机械预备可能进一步削弱脆弱的牙本质壁。不用器械预备也可以避免产生可能阻塞牙本质壁或牙本质小管的玷污层。但是，缺乏机械预备可能导致牙本质小管内细菌生物膜残留，最终导致牙髓再生失败。为了消除根管内的细菌，这些治疗方法采用了强有力的根管冲洗和消毒方案。临床医生需要采用大量次氯酸钠（无论是单独使用还是与其他冲洗液联合使用）进行根管冲洗（化学预备）来达到最大的消炎抗菌和组织溶解效果。随后，严格使用三联抗生素糊剂、$Ca(OH)_2$ 等药物根管封药一段时间，几天到几周不等。第二次就诊时，如果症状和体征消退，未出现牙齿疼痛、肿胀和明显叩痛，则取出药物，冲洗干燥根管，然后诱导根管内出血。将 MTA 置于血凝块冠方,随后进行冠部的粘结、修复和封闭。

几乎所有病例报告的患者均在 8 岁至 18 岁之间,且患牙根尖孔未完全发育完成。患者年龄是选择治疗方法的重要考虑因素。其中一个原因是年轻患者具有更强的愈合能力或干细胞再生潜能;另一个重要原因是牙根的发育阶段,因为根尖孔未完全发育完成的牙齿根尖孔直径宽大,有利于组织向根管内生长,而且根尖乳头来源的间充质干细胞更丰富。

大多数病例报告都观察到根管壁继续增厚和根尖孔闭合。几乎所有报告的病例都可以通过影像学检查观察到治疗后牙根长度增加和根管壁增厚(图 7-3)。一项回顾性研究比较了 48 例血运重建病例和 40 例对照病例的影像学变化。该研究首先比较了两个阴性对照组,结果发现根管治疗和 MTA 根尖诱导成型术的牙根尺寸变化很小或几乎没有变化。也就是说,这两个阴性对照组的牙根厚度或长度变化很小。使用较大锥度的根管锉预备会导致根尖部位根管壁厚度轻微减少。与 MTA 或根管治疗对照组相比,用三联抗生素糊剂或 $Ca(OH)_2$ 药物进行血管重建治疗可显著增加牙根长度和根管壁厚度。而相较于根管治疗组,$Ca(OH)_2$ 处理组的根管壁厚度显著增加,但是没有观察到 $Ca(OH)_2$ 处理组与 MTA 根尖诱导成型术组之间根管壁厚度的差异。最后,相较于 $Ca(OH)_2$ 组和甲醛甲酚组,三联抗生素糊剂组根管壁厚度增加更加显著。总的来说,甲醛甲酚组牙根长度和根管壁厚度增加幅度最小。

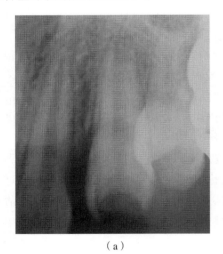 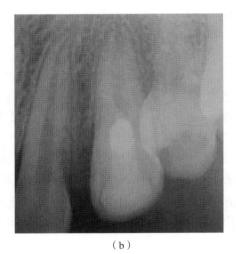

（a） （b）

图 7-3 X 线检查可见牙髓再生治疗后牙根长度增加和根管壁增厚

在大多数牙髓再生治疗病例中,根管中会形成血凝块。血凝块起到蛋白质支架的作用,可促进组织生长。但是由于缺乏组织学分析,因此影像学上显示的根管壁厚度增加并不一定意味着形成了修复性牙本质,也可能是牙骨质、骨或牙本质样结构长入根管内所致。即便如此,牙髓再生治疗的效果仍是显著的,均可见根尖周组织的愈合和根尖孔的继续发育。相反,患牙如果不接受积极的治疗则会发生牙髓和根周病变。

二、牙髓再生治疗临床操作步骤

牙髓再生治疗首先要考虑的是病例的选择。该治疗方法适用于由龋病、外伤、发育畸形等原因引起牙髓坏死或者根尖周炎的年轻恒牙,且年轻恒牙根尖孔需未完全闭合,呈喇叭孔状或者平行状。根尖孔呈开放状态可让血液完全充盈在牙齿的根管内或者髓腔内,有利于形成新的血管和神经;在对儿童进行牙髓再生治疗时,患儿的配合度很重要。牙髓再生术对无菌的要求比较高,患儿必须要上橡皮障,在无菌条件下进行操作。目前,对发育成熟的恒牙牙髓的再生治疗还不成熟。

术前和患者沟通非常重要。知情同意内容应包括就诊次数、可能的不良反应、治疗后可能出现的症状、治疗失败的概率以及失败后的补救方法,并且,应当与患者和(或)监护人讨论其他可选的治疗方案,包括根尖诱导成型术、不治疗或拔除。由于牙髓血运重建后便无法再进入根管,因此那些需要进行桩冠修复的牙齿不适合牙髓再生治疗。牙冠着色是可能出现的不良反应,这是因为米诺环素和三氧化矿物聚合物(MTA)有可能导致牙齿变色。

第一次就诊时,要充分询问病史、收集临床资料,确定年轻恒牙牙髓坏死或根尖周病的临床诊断之后,告知患者和监护人可选的治疗方案、风险和潜在益处后获得知情同意。术前必须进行 X 线检查,以观察牙根发育情况及根尖周病变范围。术中应局部麻醉,遵循无菌操作原则使用橡皮障隔离患牙;进行髓腔预备,常规备洞开髓建立髓腔通路,不拔髓;使用小号锉来"探查"根管系统并确定工作长度(X 线片上显示根管锉位于距根尖 2 mm,见图7-4),如果探查根管系统内有感觉,则提示根管内可能有残留的活髓组织;应尽量减少机械预备,减少对根管壁的损伤;充分、缓慢地冲洗根管(化学预备),对整个根管系统进行消毒灭菌及清理牙本质感染物质非常重要。临床上先用 1.5％次氯酸钠(NaClO,20 毫升/根管,5 分钟)缓慢冲洗根管系统,再用 17％乙二胺四乙酸(EDTA,20 毫升/根管,5 分钟)冲洗,可结合超声反复冲洗。必须将针头轻轻插入根尖 1/3 处,缓慢注射冲洗液,观察回流的液体,以确定根管内是否足够干净(图 7-5)。进行根管冲洗时要注意冲洗针头必须宽松地放在根管内,切忌将针头卡紧并加压注入,否则容易将根管内残留物质和冲洗液压出根尖孔。选用侧方开口的专用冲洗针头,可增加冲洗面积,冲洗效果更佳。次氯酸钠是目前较理想的根管消毒剂和组织溶解剂,大多数牙髓再生治疗选用次氯酸钠作为冲洗剂。但是,次氯酸钠具有一定的细胞毒性,在使用较低浓度的次氯酸钠(1.5％)后再使用 17％EDTA 能将有害作用降到最低。因此,应考虑将低浓度(1.5％)NaClO＋17％EDTA 作为牙髓再生治疗的标准冲洗剂。此外,不建议使用氯己定作为冲洗剂,因为氯己定不具有组织溶解能力,且有细胞毒性。

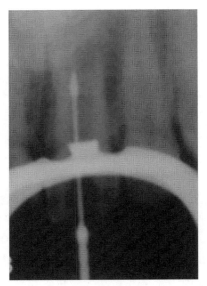

图 7-4　开髓建立髓腔通路,使用锉确定工作长度

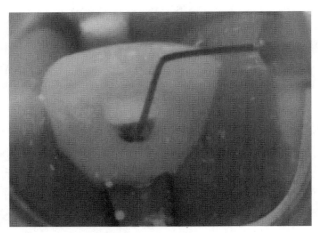

图 7-5　1.5%NaClO＋17%EDTA 缓慢冲洗根管系统

　　冲洗后用无菌吸潮纸尖干燥根管系统,并将抗菌药物输送到根管内进行根管消毒。目前使用最广泛的药物是 $Ca(OH)_2$。$Ca(OH)_2$ 可释放氢氧根离子,产生强碱性环境,可中和炎症过程产生的酸性物质,促进干细胞存活并具有很强的抗菌活性;还可提高碱性磷酸酶活性,有利于组织修复,并促进干细胞存活。三联抗生素糊剂是另一种有效的根管消毒剂,三联抗生素糊剂的优势在于其对根管内微生物非常有效。但是,米诺环素有可能引起牙冠着色,封药位置应限制在釉牙骨质界以下,并用牙本质粘结剂或复合树脂封闭冠方牙本质小管。另外,三联抗生素糊剂还有细胞毒性,因此,使用较高浓度三联抗生素糊剂会对干细胞存活产生不利影响。但是,当溶度为 0.1～1 mg/mL 时,三联抗生素糊剂对干细胞存活几乎无影响。置抗菌药物之后,临时充填材料封闭牙齿,患者 3～4 周后复诊。

在复诊时，评估患者的症状或体征，是否有肿胀、疼痛等症状或这些症状有无减轻，并进行仔细的临床检查，观察是否存在叩痛、窦道等体征。如果这些症状或体征未缓解，则说明感染未得到有效控制，需重复进行抗菌治疗。若急性症状和体征消失，则进行血运重建。由于血运重建需要诱导出血，因此，局部麻醉时不能使用含有血管收缩剂的局部麻醉药，可以选择利多卡因或 3％甲哌卡因，其可促进血液流入根管系统。在用橡皮障隔离患牙后，去除暂时充填物，重新打开冠方入路，充分、缓慢地冲洗根管，可能还要用小号手用锉轻轻搅动以去除抗菌药物，干燥根管。复诊选择冲洗剂时，可选用 17％EDTA 和生理盐水作为冲洗剂，尽量避免使用次氯酸钠和氯己定。牙本质暴露于次氯酸钠和氯己定后，可能对干细胞产生直接或间接的细胞毒性，会降低干细胞存活率和成牙本质细胞分化能力。经过次氯酸钠处理过的牙本质，干细胞会分化成破骨细胞或破牙本质细胞，导致牙本质壁吸收。相反，用 17％EDTA 冲洗可能更加有利，它可以释放牙本质中的生长因子并促进干细胞存活和分化。因此，使用 17％EDTA 作为终末冲洗剂可以促进干细胞的附着、增殖和成牙本质细胞向分化。

在用无菌吸潮纸尖干燥根管系统后，将无菌根管锉放置在超出根尖孔外 3～4 mm 处，根尖组织被撕裂出血，静置 15 分钟，待血凝块形成，血液高度达 CEJ 下方 3 mm（图 7-6）。保证管腔内充血对牙髓再生治疗的成功非常重要。在根尖孔开放的年轻恒牙中，牙根的根端组织中存在根尖乳头干细胞，这些干细胞与牙根的生长发育情况有关。根尖乳头干细胞存在于年轻恒牙根尖周组织中，这些干细胞是具备高度增生能力、自我更新能力和多向分化潜能的成体干细胞。在牙根发育过程中，成牙本质细胞的重要来源之一就是根尖乳头干细胞，而且在牙根生长发育的过程中扮演着重要的角色。在进行根管预备、彻底的根管消毒之后，用小号根管锉刺破根尖出血，使得整个根管充血，形成血凝块。血凝块就是牙髓血管再生术的一个支架，用来支持根尖乳头干细胞。

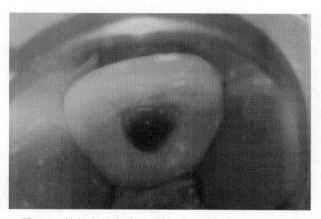

图 7-6　锉超出根尖孔，撕裂根尖组织引起根管内出血

可将调配好的 MTA 放置在根管内的釉牙骨质交接处，MTA 放置厚度大约 3 mm。MTA 有良好的封闭性及较好的抗菌性和骨诱导性，可以为造骨细胞提供生物活性物质，有利于其增殖生长。将 MTA 覆盖在根管内形成的血凝块上，可促进根管内新的类牙髓

样组织形成,促进牙根的继续生长发育。MTA 作为冠方封闭剂,可减少微渗漏情况的发生,同时又能保持其完整性;而且调拌后的 MTA 呈碱性,具有较好的抗菌性,可使根管内处于无菌环境,提高了牙髓血运重建的成功率。但是,使用 MTA 可能会造成牙齿变色,因此,在前牙美学区域应避免使用 MTA。在 MTA 上方放置湿棉球,用玻璃离子水门汀暂时充填窝洞。拍摄根尖片确定 MTA 放置的位置和厚度。1 天后,去除暂封材料,检查MTA 是否完全硬固,用 GIC 垫底、树脂充填修复,防止微渗漏。需在牙髓再生治疗术后3～6 个月随访以评估病变是否愈合,复查时要注意有无临床症状,如疼痛、肿胀、瘘管、叩痛、牙齿松动以及能否行使功能等,并拍 X 线片观察根尖周情况,确定根尖周透射影像是否消失。应考虑 12～18 个月后随访以从影像学上评估根尖是否愈合、根部是否发育(根管壁厚度是否增加、牙根长度是否增长)以及测试牙髓活力情况。

总之,要想提高并保证牙髓血管再生术的成功率,应完善每一步的操作过程,其中有三个关键步骤应高度重视:首先,要保证进行彻底的根管消毒,牙髓再生术需要在无菌环境下操作,以提高其成功率;其次,要保证根管充血,形成血凝块,才能较好地支撑根尖乳头干细胞,从而促进牙根继续生长发育;最后,要保证有良好的冠方封闭,防止微渗漏的发生。

综上所述,牙髓再生术的临床操作步骤如下所示。

(1)牙髓再生治疗的第一次就诊:

①术前沟通,告知患者治疗方案及风险,取得患者的知情同意。

②拍摄根尖片,观察牙根发育情况及根尖周病变范围。

③局部麻醉,使用橡皮障隔离患牙。

④开髓,揭髓顶,探查根管并确定工作长度。

⑤根管冲洗(化学预备):1.5%次氯酸钠＋17%的 EDTA 反复冲洗,尽量减少机械预备。

⑥采用无菌吸潮纸尖干燥根管,保持根管干燥。

⑦将 Ca(OH)₂ 或三联抗生素糊剂输送到根管系统,进行根管消毒。若使用三联抗生素糊剂进行根管消毒,则封药位置应低于釉牙骨质界,并在髓腔壁涂布树脂粘结剂,清除髓腔壁上多余的糊剂。

⑧用暂封材料或玻璃离子暂时充填窝洞。

(2)牙髓再生治疗第二次就诊(通常在第一次就诊后 2～4 周):

①进行临床检查,确保患牙无疼痛、肿胀、窦道等临床症状和体征。

②用不含肾上腺素的利多卡因或 3%甲哌卡因充分局部麻醉后,用橡皮障隔离患牙。

③去除暂时充填物,重新打开髓腔入路。

④采用 17%EDTA 和(或)生理盐水冲洗并清除根管内封药,用无菌吸潮纸尖干燥根管。

⑤旋转预弯的 25 号 K 锉超出根尖孔 3～4 mm,诱导出血,静待 15 分钟,使整个根管充满血液至釉牙骨质界。

⑥一旦形成血凝块,在血凝块的顶部小心地放置大约 3 mm 厚的 MTA,然后在

MTA 上方放置湿棉球,用 GIC 暂封。

⑦拍摄根尖片,确定 MTA 放置的位置和厚度。

⑧1 天后,去除暂封材料,检查 MTA 是否完全硬固,用玻璃离子垫底、树脂充填修复。

⑨随访观察:在 3 个月、6 个月随访以及之后每年随访 1 次,总共 4 年。

第四节　牙髓再生治疗的疗效和疗效评价

传统牙髓治疗的目的是通过预防或治疗根尖周炎来维持或恢复根尖周组织的健康。牙髓再生治疗的目标超出了传统牙髓治疗的目标范围,包括牙根继续发育及恢复牙髓活力,而这些是传统的根管治疗无法实现的。

一、牙髓再生治疗的疗效

对牙髓坏死的年轻恒牙的传统治疗方法是根尖诱导成型术。一次就诊完成根尖诱导成型术的成功率为 93.5%,两次就诊的成功率为 90.5%。相关研究报道,根尖成型术可治愈 85% 的根尖周炎,而采用牙髓再生方法治疗,根尖周炎的愈合率达 90%～95%。牙髓再生治疗和根尖诱导成型术的成功率一样高(即高于 90%)。牙髓再生治疗可使牙根继续发育。大多数已发表的牙髓再生治疗案例报道都出现了牙根继续发育或根尖闭合。但是,这些有关牙根继续发育的结果往往是主观的,而没有对牙根发育进行量化。实现牙髓组织的再生是牙髓再生治疗的目标之一,大约 50% 的报道出现牙髓活力反应,牙髓电活力测试比冷测更为常见。牙髓活力测试(冷测或电活力测)的阳性结果,加上没有病变的体征和症状,表明根管中存在有功能的组织。但是,牙髓缺乏反应并不意味着失败,因为虽然牙髓活力反应是理想结果,表明牙髓可能实现"功能再生",但是该反应可能取决于多个因素。目前,牙髓再生治疗成功的定义尚未完全确定,很难对牙髓再生治疗的临床结果进行评估。临床上可通过临床和影像学检查判断疾病体征和症状是否消除,但是,判断牙根是否继续发育及牙髓活力比较困难。从临床角度来看,理想的临床结果是:牙齿无症状,无须再治疗,且牙根继续发育,牙髓可能有活力。

二、疗效评价

牙髓再生治疗的效果评价方法如下所示。

按级别分类:牙髓再生治疗的成功程度按照是否满足某些特定条件可分为初级目标、中级目标和高级目标(AAE 分类)。

(1)一级(初级)目标:症状消失,有骨愈合证据,影像学上根尖透射影像面积减少或消失。

(2)二级(中级)目标:根管壁厚度增加和(或)牙根增长。

(3)三级(高级)目标:牙髓敏感性或活力测试反应阳性,可作为活髓组织形成的指征。

牙髓再生学是基于组织工程的原理,即由合适的细胞、支架和生长因子构成的3D输送体系。牙髓再生学领域发展迅速。临床相关机制研究已经鉴定出能够分化为成牙本质细胞样细胞的几种间充质干细胞来源,以及能够引导该过程的支架和生长因子。动物实验研究表明,使用干细胞、生长因子、支架等牙髓组织工程元素可以实现牙髓-牙本质复合体的再生。牙髓再生研究的转化特性使得临床实践可在相对较短的时间内发生变化。组织工程的3个组成部分,即干细胞、支架(血凝块)和生长因子(来自牙本质和血液)在血运重建过程中均已存在。虽然临床血运重建术并不是理想的再生治疗方法,但是,这种治疗方案确实形成了支架和生长因子。临床结果也表明,诊断为牙髓坏死的年轻恒牙表现为影像学上的牙根继续发育。未来的临床研究可能会聚焦于以下几个方面:①将基础研究的成果转化为改良的牙髓再生治疗方法;②由于间充质干细胞具有多向分化潜能,因此多种来源的间充质干细胞都可能引起牙骨质沉积,干细胞向成牙本质细胞的定向分化是一个重要的研究领域,也符合组织工程的概念;③研发新的更理想的输送体系以增加颈部结构或髓室的强度,可能会为无法再生的牙体组织提供临床治疗机会,从而保留天然牙齿,而不是将其折断或拔除。最后,牙髓再生治疗的最终和长期目标应该是治疗完全发育成熟的恒牙。尽管这种情况比具有开放根尖孔和丰富的干细胞来源的未成熟牙齿更复杂,但可以保存天然牙列,同时恢复牙髓-牙本质复合物的感觉、免疫和防御特性。

参考文献

[1]李佩,林凌,赵玮.乳牙牙髓干细胞在口腔组织再生修复中的研究进展[J].国际口腔医学杂志,2022,49(4):483-488.

[2]潘露,梁燕.乳牙牙髓干细胞在口腔颌面疾病治疗中的应用[J].口腔医学研究,2022,38(7):605-608.

[3]艾力麦尔旦·艾尼瓦尔,木合塔尔·霍加,王玲.转化生长因子β3与骨形成蛋白2对牙髓干细胞增殖和成骨分化的影响[J].中国组织工程研究,2022,26(30):4862-4866.

[4]张军,李今朝,赵志国,等.不同材料在年轻恒牙根尖诱导成型过程中的比较[J].中国组织工程研究与临床康复,2009,13(16):3141-3144.

(邱自力)

第八章 | 数字化系统在口腔实验教学中的应用

第一节 口腔医学实验教学的发展

口腔医学是一门实践性、操作性很强的学科,所有的治疗都需要通过医生的精细操作来完成。口腔实验教学是口腔医学教育中的重要一环,主要着重培养学生的临床操作能力,使其掌握最基本的实践技能。口腔实验室是培养学生操作技能的重要基地,是提高实验教学质量的根本保证,能使学生将理论知识和临床技能娴熟地结合起来。随着时代的发展,口腔实验室建设及教学模式改革也在不断进步中。

口腔实验教学方法从最早的手持离体牙模型操作,发展到目前国内外普遍应用仿头模模拟临床操作,对学生从接诊患者、临床诊断、模拟操作进行系统性的培训。传统的教学模式多为老师边示教边讲解,学生围观,但口腔视野较小,很多学生无法清楚地看到口腔内的操作,从而影响了学生对实验项目的掌握,导致学生不敢动手操作或者盲目操作。数字化虚拟仿真技术是今年来出现的一种基于虚拟现实技术的教学系统,以其安全性、即时交互性、过程规范性以及便于监控性,成为越来越重要的临床诊疗技能学习工具。应用虚拟仿真教学,可以从视觉、听觉、触觉等多个方面调整学生的认知模式,将抽象的内容直观化、呆板的内容生动化,不会对患者造成伤害,同时为学生提供了大量的锻炼机会。

口腔实验教学设备也逐步从满足单一的操作需求进展到满足情景模拟需求。使用的设备由台式牙钻车(图 8-1)到临床模拟实习系统,再到牙科临床技术评估、考核及导引系统。随着科学技术的进步与发展,3D 打印技术、数字化教学系统、虚拟仿真技术等逐步进入口腔实验教学中,结合现有的仿头模形成虚拟实验教学模式(图 8-2)。

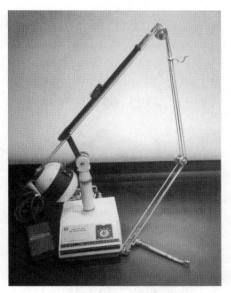

图 8-1 台式牙钻车

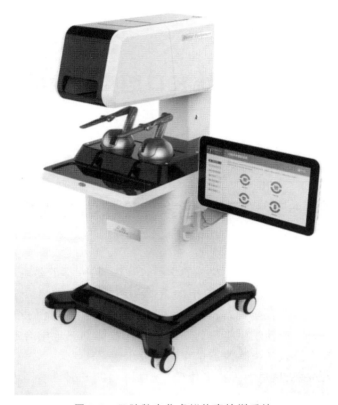

图 8-2　口腔数字化虚拟仿真培训系统

第二节　3D 打印仿真实验教学模型的制作

一、3D 打印技术简介

　　3D 打印技术也称增材制造,是指通过一层一层增加材料来制造物品的方式。利用计算机运行三维 CAD 软件,设计好物品的三维模型,并用专门软件将其"切"成若干层的截面,从而指导打印机逐层累积材料来进行成型加工,最终形成和计算机中的三维模型一致的实物(图 8-3)。传统的车、铣等加工方式是通过对毛坯材料进行切削,去除不需要的部分,最终得到所需的物品或零件;3D 打印则完全不同,直接通过打印头挤出或者融化材料而成型,在节省材料的同时也使得形状和结构复杂的产品的成型更加容易,不再需要使用模具和各类夹具;根据实际需求进行修改也更加简便、精准,使整个制造过程和研发时间大为缩短,提升了效率和能源利用率,降低了成本和有害气体的排放。

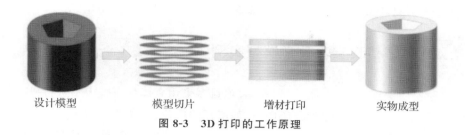

设计模型　　　模型切片　　　增材打印　　　实物成型

图 8-3　3D 打印的工作原理

　　3D 打印思想最早出现于 19 世纪末,但直到 20 世纪 80 年代才制造出了第一台 3D 打印机(图 8-4)。经过各界人员的不断努力,该项技术有了长足的进步,逐渐被应用于人类社会的各个领域,如制造业、航空航天、生物医学、时尚艺术、电子机器人、建筑行业等。3D 打印具有独特的制造模式,能够实现一次性成型,在某种意义上,其集成了一条现代化生产线的功能,正在改变人类原有的生产方式。

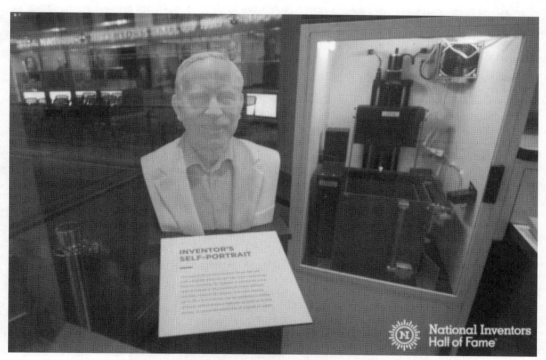

图 8-4　美国发明家名人堂展出:赫尔的 3D 打印半身像和第一台 3D 打印机

　　3D 打印技术特别适用于定制化产品的制造。使用 3D 打印技术,无须设计模具、制作模具、修整模具等成本,生产单个定制产品不会使成本大幅上升,同时可以实现本地生产的模式,哪里需要产品或零件就在哪里生产。随着教学方法改革的全面推进,病例导向的教学方式使得教学模型的个性化需求更高。3D 打印技术应用于实验教学模型的制作,能改进传统实验教学模型的不足,如只能使用牙冠解剖形态统一的树脂牙,标准制式的无牙颌模型,根管形态、大小、位置单一的树脂牙等;能解决教学模型在使用过程中存在的问题，如标准模型只能使用指定的配件，学生练习受物资、时间、空间的限制等。

二、3D 打印仿真实验教学模型实例

在口腔实验课程方面，离体牙相关实验项目多采用离体牙石膏模型进行操作，临床情景再现差，学生无法很好地体验临床操作，如医师的体位、手法等。基于此类问题，我院实验室根据离体牙实验课程需要最大限度地模拟临床情景的需求，结合现有半身仿头模，设计了改良式标准咬合器模型。制作过程包括改良式标准咬合器模型的设计、改良式标准咬合器模型 3D 建模、改良式标准咬合器模型 3D 打印。

(一)改良式标准咬合器的设计

使用现有标准咬合器为基本模型，通过查找文献以及测量牙体各部尺寸，进行数据收集统计，制作简易模型，反复试验，找到将离体牙固定在咬合器上所需的间隙：前牙、前磨牙颈缘部分直径为 8 mm、顶端 12 mm，磨牙颈缘部分直径 12 mm、顶端 18 mm，高均为 20 mm。

改良式标准咬合器由模型底座和 6 个卡槽组成。模型底座背部有与半身仿头模磁性连接的金属片，正面在牙槽嵴对应位置设计 6 个凹槽，根据左右颌内的前牙区、前磨牙区、磨牙区进行分区，用于容纳对应的卡槽。卡槽与对应区域牙槽嵴形态相似，内部空腔为固定各区离体牙所需间隙。

(二)改良式标准咬合器 3D 建模

使用 3Shape 扫描仪(3Shape，Greater China)扫描仿头模用标准牙颌模型，获得三维光学模型，用犀牛软件(美国 Robert McNeel 公司)进行格式转化，以 STL 格式输出保存。将离体牙在模型固定所需间隙数据和仿头模用标准牙颌模型三维数据导入 3Shape 软件，同时设计卡槽外形、固位沟槽的位置，进一步修整配准后的模型(图 8-5)，用犀牛软件进

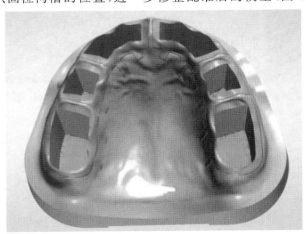

图 8-5 改良式标准咬合器 3D 数字模型

行格式转化，以 **STL** 格式输出保存。

（三）改良式标准咬合器 3D 打印

完成建模后，将增加了离体牙固定所需间隙的头模用标准牙颌模型的数据以 STL 格式导入 3DSystems 打印机（美国 3D Systems 公司），设定打印参数，选用普通硬质树脂材料，进行改 7 良式标准咬合器的制作（图 8-6）。设置第一次打印，卡槽作为消耗性零件，打印量为模型底座的 6 倍，并对数据进行保存，后期可根据需求加量打印卡槽。

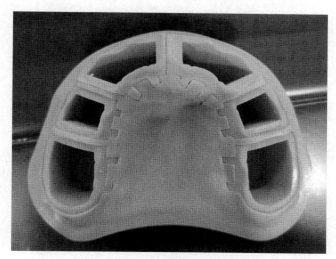

图 8-6　改良式标准咬合器打印模型

（四）改良式标准咬合器实验室应用

实验室使用改良式标准咬合器，将离体牙固定在其上，放置于半身仿头模上，可以在模型上开展牙体预备、窝洞制备、根管治疗、牙拔除术等实验操作（图 8-7 和图 8-8）。学生通过调节仿头模体位，模拟临床情景进行操作。在口腔实验教学根管治疗术课程中，通过将离体牙与改良后的标准咬合器相结合，将其牢固放置于仿头模上，学生根据操作的牙位进行体位调整，模型的角度不轻易发生改变，与实际的临床操作难度相接近，可以使学生正确掌握诊疗体位和姿势，提高使用高速涡轮手机和口镜的能力，还能促进爱伤观念的培养。在牙体预备、窝洞制备课程中，学生可使用安装有离体牙的模型进行练习，可获得高度贴近临床操作的体验感，更好地掌握牙体制备的力度，也能较好地将口腔医学的理论与实验操作相结合，还可解决传统教学中存在的磨除树脂牙与真牙手感存在差异的问题。

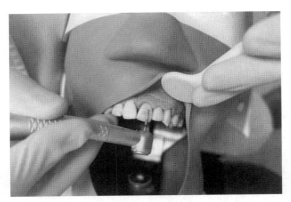

图 8-7　牙体预备

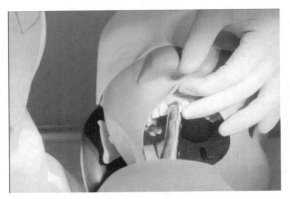

图 8-8　牙拔除术

第三节　牙科客观化评价系统在实训
教学中的使用

一、牙科临床技术评估、考核及导引系统简介

牙科临床技术评估、考核及导引系统(CDS-100,见图 8-9)由口腔仿真头模空间定位系统、数字化术中评分系统和 3D 虚拟实境技术组成,还包含仿真模拟机器、空间定位校正系统及 3D 虚拟计算机演示系统。它具有与口腔临床相类似的操作机台以及系统及时回馈的影像,可以模拟仿真临床操作环境,协助操作者娴熟地进行口腔临床操作;同时,系统可提供标准化的疗程操作辅助,同步记录使用者练习的过程,在操作过程中及时回报错误,对操作者给予正确的规范化引导;还能为实验教学操作训练中的结果提供客观的评估

和评价,使操作者对比性地了解自己的学习进度。操作完成后,操作者还可重复观看其先前的操作过程,及时发现自己操作不规范的步骤并及时纠正,还便于教师评分和考核。系统评价使用的树脂牙模型与国家医师资格考试用的模型相同,这样可以有效地提高学生的口腔实践技能技术,为学生今后通过国家医师资格实践操作考试打下坚实的基础。

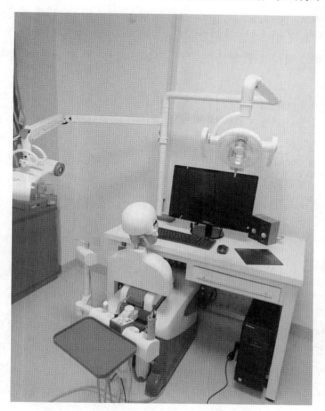

图 8-9　牙科临床技术评估、考核及导引系统

二、牙科临床技术评估、考核及导引系统的使用

仿头模在口腔医学实验课中起着重要的作用,在实验教学中把理论与实践有机地结合起来,采取形象有效的教学方式,让学生在实验操作中掌握正确而深刻的知识和技能。通过仿头模的使用,操作者的口腔临床实验技能得到很大的提高。应用 CDS-100 型系统结合口腔仿头模进行操作,不但能提高教学示范的清晰度、提高学生掌握知识的效率,还能为学生提供互动交流的环境,调动学生动手操作的积极性,加深其对操作技术和步骤的记忆,使其掌握相关的理论知识。

CDS-100 型系统可模拟临床操作环境,具有病患具体部位的模型,包括仿照真实人体头颅的齿颌和可换置的牙齿。操作者在完成定位校准后就可以开始操作。首先,调整医患体位,获得正确合理的体位;其次,在系统上选择科目和相应课程,进入临床选项,选择所需操作的牙位及所需用物;最后,进入实时磨削界面,系统通过可以追踪定位的手机和齿颌上的发光二极管(light emitting diode,LED)来定位出相对的空间位置,在操作过程中追踪摄影系统会捕捉操作者的手势并提示手机车针和牙齿的相对位置,此时捕捉的影像以 3D 影像的方式直接提示在荧幕上供操作者参考。系统内设定了每个操作项目的制备标准,结合牙体解剖结构特点,若操作者出现偏差和错误,将以图像及声音的形式进行提示。例如,在窝洞制备中,若𬌗面洞制备过深导致穿髓,系统将在荧幕上显示对应位置出血情况,音箱将播放模拟患者疼痛的叫声来提醒操作者,引导操作者规范化、系统化地进行操作练习。

磨削操作结束后,点击完成并保存,完成本次操作。操作者可以查看并播放之前操作过的课程内容,同时进行评估,回顾操作过程中的薄弱点,根据系统提示进行纠错,避免在下一次操作中发生相同的错误。

通过这样的方式,学生可以明确自己在操作过程中哪一步是规范的,哪一步是需要进一步完善和改进的,方便操作者巩固和完善临床操作技能相关的系统性知识,减少不必要的失误,有效提高操作技能,同时培养爱伤观念。

第四节　虚拟仿真技术在实验教学中的应用

虚拟仿真(virtual reality,VR)教学依托现代高科技信息技术生成的虚拟环境,用户通过人机交互操作虚拟对象,在视觉、听觉和触觉一体化的虚拟环境中开展学习。虚拟仿真技术能够让操作者产生如同在真实环境中操作的体验和感受,具有感知性、沉浸性、交互性、构想性等特点,给予学生身临其境的学习体验,有利于学生更深刻地理解和掌握相关知识,达到教学大纲所要求的教学效果。

目前,虚拟仿真技术已广泛应用于系统解剖学、机能学、影像学、护理学等医学课程教学中,国内口腔医学院校也逐步开展医学虚拟仿真教学。医学虚拟仿真实验教学是依托多媒体、虚拟现实、人机交互、数据库、网络通信等技术,构建高度仿真的虚拟实验环境和实验对象的新型教学方式。这种教学方式打破了时空局限性,不受时间、场地、器械的限制,学生可以根据自己的需求进行反复训练,不增加实验成本,极大地拓展了学生学习的内容和空间,为学生提供了真正的"开放性教学环境"。

一、虚拟仿真技术在我国口腔教育中的发展现状

2012 年,教育部发布《教育信息化十年发展规划(2011—2020 年)》,为口腔医学教育的信息化建设提供了行动纲领,随后开展国家级虚拟仿真实验教学中心建设工作。2014年,四川大学华西口腔医学院建设了第一个口腔医学虚拟仿真技能培训实验中心。2015年,第四军医大学也建设了口腔医学虚拟仿真实验教学中心。为了推进现代信息技术与

实验教学项目的深度有机融合、拓展实验教学内容的深度和广度、延伸实验教学的空间和时间、提升实验教学的水平和质量,教育部从 2017 年起开展国家级示范性虚拟仿真实验教学项目的建设。2018 年 6 月,教育部公布了首批国家虚拟仿真实验教学项目认定结果,全国共认定 105 个项目,在获批的 25 个临床医学类项目中共有 5 个口腔医学项目(表 7-1)。

表 7-1 国家虚拟仿真实验教学项目——口腔医学

序号	项目名称	院系名称	认定年度
1	视听触多感觉反馈口腔虚拟仿真系统在牙周操作培训中的应用	北京大学	2018
2	牙髓再生术虚拟仿真教学项目	福建医科大学	2018
3	口腔颌面部缺损形态修复与功能重建	空军军医大学	2018
4	口腔医学交互式虚拟仿真实训系统	南京医科大学	2018
5	CAD/CAM 可摘局部义齿制作工艺	重庆医科大学	2018
6	3D 数字化根管预备技术及评测	上海交通大学	2019
7	突面型青少年的正畸虚拟仿真诊疗实验	温州医科大学	2019
8	活髓切断术虚拟仿真实验	中山大学	2019
9	牙拔除术虚拟仿真-触反馈-多媒体实验教学系统	重庆医科大学	2019
10	正畸病例分析诊断及治疗设计虚拟仿真实验	西安交通大学	2019

资料来源:中华人民共和国教育部《教育部关于公布首批国家虚拟仿真实验教学项目认定结果的通知》。

二、虚拟仿真技术在我国口腔医学教育中的应用现状

传统的教学方法较枯燥,学生在练习过程中不知道是对是错,操作效果无法得到及时反馈,久而久之就容易丧失学习兴趣。虚拟仿真平台具有交互性和沉浸感,如果操作不正确会得到及时反馈,且学生可以针对每次练习发现的问题和感兴趣的操作环节进行反复练习,大大提高了学生的学习积极性。口腔实验训练操作步骤大多较为复杂,教师在演示一些专业操作细节时,受到观看角度、观看手段、仿头模阻挡等影响而很难全面展示,学生对某些操作细节很难理解。口腔数字化虚拟仿真培训系统能很好地解决这个问题,学生在虚拟治疗环境中进行实践操作和观看三维动画展示,加深对操作步骤及概念的理解。

因此,现有口腔医学教育正逐步从单纯示教讲解和在仿头模上练习转变为仿头模上练习与虚拟仿真平台练习相结合。国内口腔医学院系正在推进虚拟仿真教学中心的建设,以应用于在校生、规培生的教学和岗前培训。虚拟仿真技术在口腔医学各学科中已有多项应用,如口腔颌面外科学的口腔局部麻醉、牙拔除术等;牙体牙髓病学的窝洞制备、龋病的常见治疗方法等;口腔修复学的全冠牙体预备、嵌体牙体预备、种植手术等;口腔解剖生理学的牙体外形、髓腔结构等;口腔组织病理学的数字化切片,等等。

(一)牙体三维模型的应用

口腔解剖生理学是口腔医学基础学科,要求学生掌握牙齿解剖形态(包括牙体外形和髓腔结构)、口腔颌面部软硬组织正常形态结构以及功能活动规律。目前,课程主要采用二维图像进行教学,老师通过画图、板书、挂图等方式进行教学,二维图像在标示不同轴面的解剖结构时都是以平面呈现,对学生的空间思维能力要求高。学生要想形成清晰的立体形态认知,就需要较长的记忆时间,因此学习积极性容易受到打击。虚拟仿真技术采用虚拟成像系统,将牙齿外形及解剖结构以三维空间图像的形式呈现,学生可以借助软件提供的放大和缩小、旋转和移动等功能进行牙体的旋转、拆分、缩放、剥离等操作,对牙齿的所有结构、解剖标志进行不限次数、自由角度的精细观察和测量比较,帮助学生对牙体外形及解剖结构建立一个全面的立体的认识。

数字化设计软件能更加直观、立体地展示牙体三维模型的解剖特征,并进行可视化设计、改良。通过扫描仪获取标准牙模三维数据,并经 Exocad 软件(exocad 德国有限公司)按照《口腔解剖生理学》教材单颗恒牙解剖标准形态对冠、根细节进行改良设计,生成标准牙体三维解剖形态数据库。将临床口内牙列三维模型数据导入三维数字化设计软件Exocad 中,建立临床个性化口内牙体形态数据库(图 8-10)。

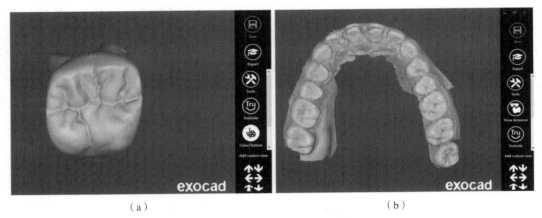

(a)   (b)

图 8-10 使用 Exocad 软件查看牙体三维解剖模型

将牙体三维解剖数据上传云平台,学生通过手机下载"SView 看图纸"应用(山东山大华天软件有限公司)或者在电脑上安装"CS Mesh Viewer"软件进行远程学习(图 8-11)。

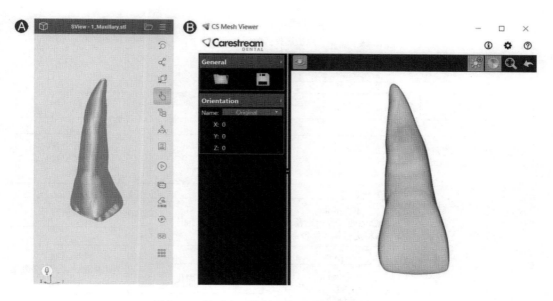

图 8-11 通过应用软件进行牙体三维模型学习

(二)正畸实验教学虚拟仿真系统的应用

口腔正畸学的主要内容是研究错𬌗畸形的病因机制、诊断分析及其预防治疗,是一门实践性很强的学科。托槽粘结是正畸操作中很关键的步骤,托槽的正确粘结及精确定位将直接影响患者后续的矫治效果。传统的实验教学无法模拟正畸患者临床问诊、检查、沟通等必要步骤;实验应用耗材贵,环境要求高,限制了训练的次数,学生很难熟练掌握操作技巧;操作过程中缺乏实时评价,学生对自己粘结的托槽不能准确判断其定位是否准确,操作是否规范。

正畸实验教学虚拟仿真系统模拟正畸患者粘结托槽的全套流程,包括四大模块:术前准备、做前准备、托槽粘结、术后处理(图 8-12)。

(1)术前准备模块:包含 X 线片及模型测量分析。

(2)做前准备模块:包含医生准备、患者准备、调整体位、器械准备、手术区准备。

(3)托槽粘结模块:包含涂粘结剂、树脂粘结、光固化、灯固化、结扎钢丝。

(4)术后处理模块:包含术后检查、调整座椅、整理用物、洗手记录、注意事项。

通过虚拟仿真操作,学生可分步骤、系统性进行技能训练,掌握初诊资料收集、X 线片分析、托槽粘结、术后医嘱等临床一系列流程。

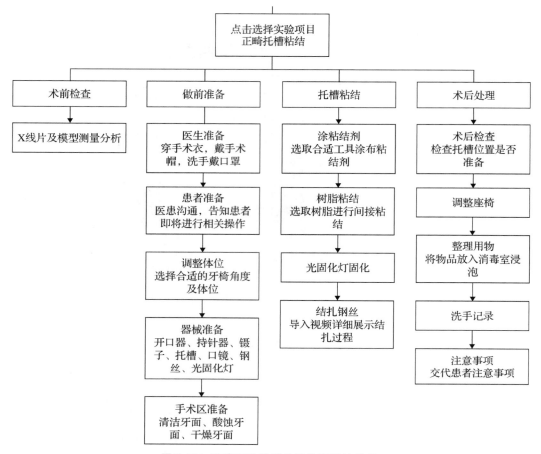

图 8-12　正畸实验教学虚拟仿真系统构架

(三)口腔医学影像检查虚拟仿真实训系统的应用

　　口腔颌面影像诊断学是口腔医学的一门重要的基础课程,是连接口腔临床医学与基础医学的一门桥梁学科。该课程教学内容包括成像原理、放射生物学与辐射防护、拍片基本技术与临床适应证、正常影像阅片,以及常见疾病的影像学诊断。在传统的影像实验与实习中,牙片机、全景机、锥形束 CT、螺旋 CT 等机器成像原理复杂,自动化程度高,台套数有限,实验教学形式多以单台设备下的演示性实验和医院参观为主,因放射性检查技术涉及辐射安全问题,学生不能在人体上进行拍摄训练,不能进行真实病例的分析训练,缺乏还原真实诊疗场景的浸入式学习,导致学生在进入临床后,难以将影像学检查应用到对临床真实患者的诊疗中,进入临床实习后往往存在检查方法的适应证选择欠佳、阅片困难、漏诊误诊等问题。

　　口腔医学影像检查虚拟仿真实训系统将仿真拍摄与实例影像图像相结合,将技术与诊断相结合,模拟临床实际工作场景,学生可以通过该平台进行根尖片、全景片、CBCT、螺旋 CT 的拍摄训练及临床典型病例的诊断学习。系统共分为四大模块,即基础知识、拍摄训练、影像阅片、病例实训(图 8-13)。

(1)基础知识模块:包括根尖片拍摄方法及原理、全景片拍摄方法及原理、CBCT 拍摄方法及原理、螺旋 CT 拍摄方法及原理。每一个模块又分为设备认知、拍摄原理、拍摄方法、临床应用。不仅有课本上的理论知识,还有影像医师总结的拍摄技巧。另外,还构建了虚拟的拍片室环境与设备,让学生提前认识设备,熟悉拍片室环境。

(2)拍摄训练模块:包括根尖片、全景片、头影测量侧位片、CBCT、螺旋 CT 的整个拍摄流程训练。拍摄流程训练包括接诊、核对申请单、放射防护设备的选择、病变摆位、设备操作、影像拍摄 5 个部分。本模块通过构建虚拟场景,结合规范的操作训练,提供真实、先进的模拟环境以进行各种临床操作技巧的训练,有效地避免伦理与辐射问题。学生需依次按照所提示内容进行系统学习,模拟放射技师为患者拍片的全过程。最后,学生通过得分细则了解训练过程中的错误操作,并可进行反复的强化练习。

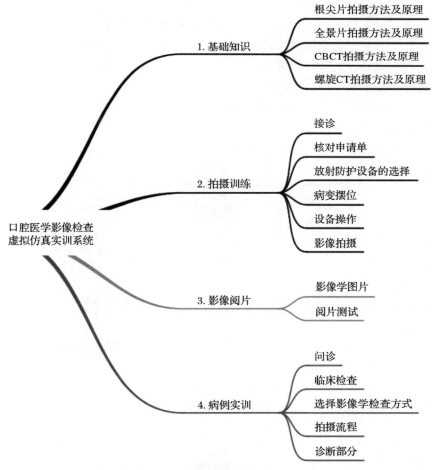

图 8-13　口腔医学影像检查虚拟仿真实训系统架构

（3）影像阅片模块：包含两个部分，一部分是影像学图片，包括每项拍摄技术的正常影像及临床常见疾病的影像图片；另一部分为阅片测试，学生可通过选择题的形式进行自我测试。

（4）病例实训模块：提供了12个临床典型病例的诊疗过程，包括前牙外伤、前牙中龋、后牙深龋、后牙根尖周炎、后牙牙根折裂、智齿冠周炎、化脓性颌骨骨髓炎、下颌骨骨折、颌面部多发性骨折、含牙囊肿、成釉细胞瘤、下颌下腺结石。诊疗过程包括问诊、临床检查、选择影像学检查方式、拍摄流程、诊断。学生需依次按照提示内容进行系统学习，模拟临床上患者诊疗的全过程，通过闯关式的学习得出最终分数，并根据得分细则，学习正确的诊疗过程。

（四）口腔检查虚拟仿真教学系统的应用

口腔检查是口腔疾病诊断的关键步骤，知识点繁多，理解记忆困难，同时，特殊检查涉及的临床患者较少，教学上常常只能进行常规基本操作，特殊检查项目很难在实验室完成练习。应用虚拟现实技术把复杂的实验过程具象化，有利于学生的理解和记忆，激发学生的学习兴趣。通过模拟临床病例构建标准化患者，有利于培养学生的诊疗思维，基于实验操作过程跟踪记录给予过程性和结果性评价，有利于学生掌握正确的技能。

口腔检查虚拟仿真实验教学系统包括基础训练、病例训练和考核评价3个模块（图8-14），主要教学功能包括洗手、戴手套、医患体位、探诊、叩诊、扪诊、松动度检查、口镜使用、填写口腔检查表、无菌操作10项内容。

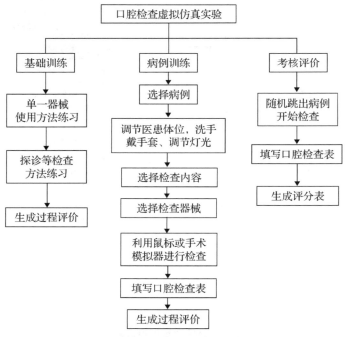

图 8-14　口腔检查虚拟仿真实验教学系统构架

（1）基础训练模块：包括选择单一器械使用方法，如口镜使用练习、探诊使用练习；选择检查方法练习，如探诊练习、叩诊练习、扪诊练习、松动度检查练习；系统自动对每项操作进行评分，且每个步骤可以选择性跳过。

（2）病例训练模块：包括选择病例；调整医患体位；洗手，戴手套，调节灯光；探诊，叩诊，扪诊；松动度检查；填写口腔检查表；系统自动生成评分表；每个步骤不可跳过。

（3）考核评价模块：包括进入虚拟诊室；选择器械，选择检查内容；对相应部位进行检查；填写口腔检查表；系统自动生成评分表；每个步骤不可跳过。

目前，虚拟仿真技术应用于口腔医学教育的研究仍存在局限性，如研究时间过短、无法完全预测各种教学方法的长期效果等。虚拟仿真技术的一个优势是能提供临床情景下的真实反馈，同步反馈可以使学生的注意力集中于技能操作，从而提高运动技能的精度。但是，首先，虚拟仿真技术在教学过程中存在提供不恰当反馈的风险，而不恰当反馈会使学生产生依赖；其次，临床真实情况的复杂性使得虚拟仿真系统的教学情景模拟会与真实情况产生偏差，这种偏差来源于构建的虚拟情景精细程度不足和虚拟病例库的缺乏；最后，技术特点导致的操作信号的输入与反馈信号传出的点对点靶标模式，也不能很好地模拟临床真实情景。因此，目前的传统教育模式仍无法被取代，但随着医疗卫生与计算机信息技术的不断发展，虚拟仿真技术在口腔医学教育中会发挥更大的作用。

参考文献

[1]方远鹏,左艳萍. 数字化虚拟口腔教学系统在口腔修复实验教学中的应用[J]. 全科口腔医学杂志(电子版),2020,7(5):83,97.

[2]刘思佳. CDS-100型系统结合仿头模在口腔实验教学效果的评价[J]. 全科口腔医学杂志(电子版),2017,4(13):16-17.

[3]周勇,张思慧,赵晓娴,等. 口腔种植治疗培训中虚拟现实技术的应用及评价[J]. 中华口腔医学杂志,2021,56(8):799-804.

[4]王琳,李子夏,王峰,等. 论虚拟仿真实训系统在口腔实验教学中的应用[J]. 科技资讯,2016,14(18):159,161.

（黄雅珍）